常用中草药野外速认宝典

陈坚波　编著
李华东　配图

U0227308

科学技术文献出版社
SCIENTIFIC AND TECHNICAL DOCUMENTATION PRESS

·北京·

图书在版编目（CIP）数据

常用中草药野外速认宝典/陈坚波编著.—北京：科学技术文献出版社，2019.1
ISBN 978-7-5189-3931-2

Ⅰ.①常… Ⅱ.①陈… Ⅲ.①中草药—图集 Ⅳ.① R282-64

中国版本图书馆 CIP 数据核字（2018）第 024640 号

常用中草药野外速认宝典

策划编辑:孙江莉　张丽艳　责任编辑:李　晴　责任校对:文　浩　责任出版:张志平

出　版　者	科学技术文献出版社
地　　　址	北京市复兴路15号　邮编　100038
编　务　部	（010）58882938，58882087（传真）
发　行　部	（010）58882868，58882870（传真）
邮　购　部	（010）58882873
官 方 网 址	www.stdp.com.cn
发　行　者	科学技术文献出版社发行　全国各地新华书店经销
印　刷　者	北京时尚印佳彩色印刷有限公司
版　　　次	2019 年 1 月第 1 版　2019 年 1 月第 1 次印刷
开　　　本	880×1230　1/32
字　　　数	150千
印　　　张	8.625
书　　　号	ISBN 978-7-5189-3931-2
定　　　价	48.00元

前　言

　　人，原本来自山林原野。人之天性即喜好嬉戏游玩于山野，现今各种火热的户外运动如爬山、摄影、采草药等持续热门即是佐证。但是对于户外形形色色的植物，大家充满了好奇与困惑，这个植物到底叫什么？怎么认？它有什么作用？对人体是有益还是有毒？这还得从我国历史悠久的中医药说起，我国是世界上野生植物资源非常丰富的国家之一，而且我国人民对于野生植物资源的利用在世界上也是首屈一指。目前存世的本草学经典古籍有 400 本之多，这还不包括众多的中医学古籍。这些古籍是我国宝贵的精神财富，上面记载了众多的植物形态及它们的用法用量，传承至今。自从 18 世纪西方创立经典植物分类学以来，世界植物学家对植物的分类明确到种，甚至到亚种、变种、变型，每一种植物都对应了一个唯一的拉丁名，到现在每年还有很多新的植物种被发现和研究。

　　那么，这么多纷繁复杂的植物该如何辨别？本书为对草药感兴趣的初入门者提供了契机。研究并准确认识一种植物，应该仔细研究植物的根、茎、叶、花、果实、种子（被子植物）六大器官，只有充分了解了这六大器官才能完全懂得这种植物。当然本书前面部分还有蕨类、裸子植物，蕨类植物要清楚它的根、根茎、叶、孢子等；裸子植物没有果实，花有雄球花与雌球花之分。本书收载了260余种常见草药，力求从蕨类的孢子囊群形态、叶形、根茎形态，裸子植物根、茎、叶、雌雄球花、种子，被子植物的六大器官等方面一一认真诠释每个植物的速认特点并配以图片，以帮助初入门者快速把握植物形态，准确认识植物。由于书的篇幅所限，不能将所有植物的细部图片一一附上，深表遗憾。在书中尤其给出生境、功效、临床应用等，使读者可以解决某些方面的常见疾病，学以致用。

中国的中草药文化在民间深深扎根，祖祖辈辈口耳相传，田间地头随采随用，看似随意的几把草，放药罐里一煎，几碗下肚，神朗气顺。这其中的妙趣和深意，不是身有病痛之人，哪能理解？

但愿天下人恣意徜徉于山林与原野，身无疾恙，兴致盎然。

陈坚波

2018.8.15

目　录

蕨类植物

裸子植物

被子植物—双子叶植物

被子植物—单子叶植物

蛇足石杉

来源　石杉科植物蛇足石杉 *Huperzia serrata*（Thunb.）Trev. 的
全草。

别名　千层塔。

速认特点

①茎直立或下部平卧，单一
或数回 2 叉分枝。

②叶螺旋状排列，椭圆披针
形，边缘有不规则的尖锯齿。

③孢子囊肾形，叶腋生，几
乎每叶都有。

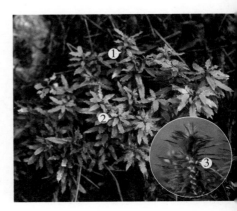

生境　林下、灌丛下、山坡、岩壁下阴湿处。

功效　散瘀消肿，止血生肌，消炎解毒。

临床应用

①老年痴呆健忘：蛇足石杉 10 克，天麻 10 克，水煎服。

②腰痛、跌打损伤、无名肿毒：蛇足石杉 3~10 克水煎服，
或研粉 1.5~3.0 克吞服。外用适量，捣烂敷。

石松

来源 石松科植物石松 *Lycopodium japonicum* Thunb. 的全草。

别名 伸筋草。

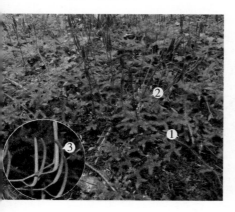

速认特点

①匍匐主茎地上生，长可达数米。

②叶螺旋状排列，线状钻形或针形，长 5~6 毫米。

③孢子叶穗圆柱形 2~6 个顶生，长 2.5~5.0 厘米，有明显的小柄。

生境 潮湿的林下、路边、崖壁顶。

功效 祛风活血，舒筋散寒，利尿通经。

临床应用

①带状疱疹：取石松适量，炒炭存性（即炒黑而不成灰），研粉麻油调敷于疱疹上。

②风湿痹痛、关节屈伸不利：石松 10 克，虎杖 10 克，木瓜 10 克，络石藤 10 克，水煎服。

卷柏

来源 卷柏科植物卷柏 *Selaginella tamariscina* （Beauv.）Spring
的全草。

别名 九死还魂草。

速认特点

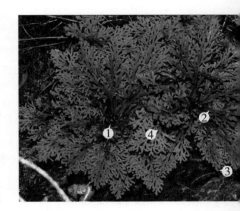

①根须众多，绵密。

②茎和宿存的分枝下部聚合
成粗短主干。

③枝密生顶端，排列成莲座
状，干旱时向内卷曲。

④叶二型，互生，背腹各2
列成4行。

⑤孢子叶穗四棱柱形。

生境 生于潮湿的崖壁上、石缝中或崖壁下湿润的沙土中。

功效 清热，破血，止血，祛痰通经。

临床应用

①风火牙痛：卷柏30克，水煎服。

②痛经：卷柏10克，益母草10克，水煎服。

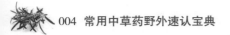

深绿卷柏

来源 卷柏科植物深绿卷柏 *Selaginella doederleinii* Hieron. 的全草。

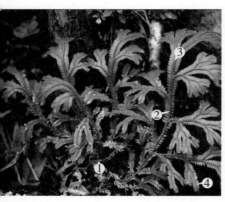

别名 石上柏。

速认特点

①茎直立或斜升，有棱，近基部即分枝，上部为2~4回分枝。

②叶在茎和枝上均为二型，背腹各2列，侧叶密接。

③叶纸质，上面深绿色，下面灰绿色。

④孢子叶穗着生在小枝枝顶，四棱柱形。

生境 路边、崖壁下、石缝中。

功效 消肿解毒，祛风散寒，止血生肌。

临床应用

①小儿急性扁桃腺炎：深绿卷柏15克，水煎服。

②疔疮、疖肿：深绿卷柏鲜品30克，捣烂敷患处。

江南卷柏

来源 卷柏科植物江南卷柏 *Selaginella moellendorfii* Hieron. 的全草。

别名 岩柏草、摩来卷柏。

速认特点

①主茎直立，下部不分枝，上部分枝。

②叶在下部茎上一形，螺旋状疏生。

③叶在枝上2型，背腹各2列，侧叶和中叶均有白边。

④孢子叶穗单生枝顶，四棱柱形。

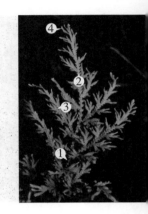

生境 路边、岩石上、岩壁下阴湿处。

功效 清热解毒，利尿通淋，活血消肿，止痛退热。

临床应用

①黄疸肝炎：江南卷柏10克，茵陈10克，虎杖10克，灵芝10克，丹参20克，五味子10克，水煎服。

②肠炎、痢疾：江南卷柏30克，水煎服。

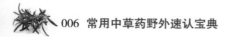

节节草

来源 木贼科植物节节草 *Hippochaete ramosissima*（Desf.）Boerner 的全草。

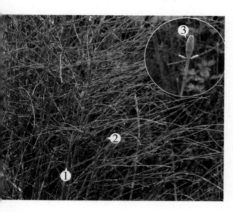

别名 擦草、洗桌草。

速认特点

①主茎有脊 8~16 条。

②鞘筒狭长，顶部有时红棕色，鞘齿三角形，部分宿存。

③孢子叶穗着生于枝顶，椭圆形，约长 1 厘米，无柄。

生境 田埂上、路边沙地、溪滩边。

功效 祛风清热，除湿利尿，明目退翳，止咳平喘。

临床应用

①目赤肿痛、角膜炎：节节草 10 克，蝉衣 10 克，青葙子 10 克，水煎服。

②手脚抽筋、胀痛：节节草 20 克，水煎服。

华东阴地蕨

来源　阴地蕨科植物华东阴地蕨 *Scepteridium japonicum*（Prantl）
　　　　Lyon. 的全草。

别名　小春花、独脚金鸡。

速认特点

①根状茎短而直立，有一簇肉
质根。

②不育叶片略呈五角形，3 回羽
状分裂；羽片 4~6 对，叶脉明
显；无毛或顶端略有毛。

③能育叶柄长 20~25 厘米，自
总柄近基部出生，2 回羽状。

④孢子囊穗圆锥形，长 5~10 厘
米，宽 3~5 厘米，无毛。

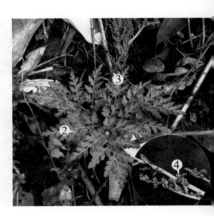

生境　生于林下、灌丛旁、路边阴湿处。

功效　清热解毒，镇惊，平肝散结，消肿止痛，润肺祛痰。

临床应用

①小儿高热：小春花 5 克，三叶青 5 克，水煎服。

②外感风寒、发热咳嗽：小春花 10 克，桂枝 10 克，炒
白芍 10 克，生甘草 5 克，前胡 10 克，炙紫菀 10 克，
三叶青 10 克，水煎服。

瓶尔小草

来源 瓶尔小草科植物瓶尔小草 *Ophioglossum vulgatum* Linn. 的全草。

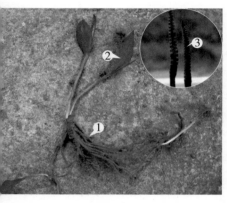

别名 独叶一枝枪。

速认特点

①根状茎短而直立，具有一簇肉质粗根。

②叶通常单生，卵形或狭卵形，全缘。

③能育叶自不育叶基部生出，孢子囊穗长1.0~1.5厘米，线形，顶端有突尖。

生境 路边、林下、灌丛下。

功效 清热解毒，消肿止痛，活血散瘀，止咳。

临床应用

①疗疮肿毒：鲜瓶尔小草适量，捣烂敷患处。

②胃痛：瓶尔小草15克，水煎服。

紫萁

来源 紫萁科植物紫萁 *Osmunda japonica* Thunb. 带叶柄残基的根茎。

别名 紫萁贯众。

速认特点

①根状茎粗短，斜生。

②叶二型，簇生；不育叶叶片阔卵形，2 回羽状。

③能育叶 2 回羽状，小羽片强度紧缩成线形，沿下面中脉两侧密生棕色孢子囊。

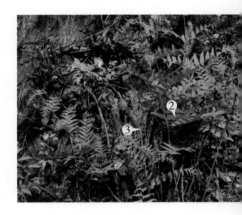

生境 林下、路边、山坡。

功效 清热解毒，凉血止血。

临床应用

①病毒性感冒，流行性感冒：紫萁贯众 10 克，杏香兔耳风 10 克，贯众全草 10 克，白英 10 克，白毛夏枯草 10 克，三脉紫菀 10 克，水煎服。

②血痢、便血：紫萁贯众 20 克，水煎服。

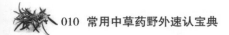

海金沙

来源 海金沙科植物海金沙 *Lygodium japonicum* （Thunb.）Sw. 的孢子或根，全草。

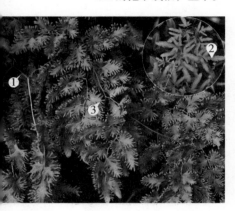

别名 金沙根、铁线藤。

速认特点

①植株攀缘，长达数米。

②叶 3 回羽状，二型，不育羽片三角形。

③能育羽片三角形，在末回羽片或裂片边缘疏生流苏状的孢子囊穗，成熟时暗褐色。

生境 林缘、路边、灌丛下攀附于其他植物上。

功效 清热解毒，利尿通淋。

临床应用

①尿路感染、小便不畅: 海金沙根 10 克，金樱子根 10 克，菝葜根 10 克，水煎服。

②小便不利: 海金沙（孢子）10 克（布包），车前草 10 克，绵萆薢 10 克，茯苓 10 克，水煎服。

金毛狗脊

来源 蚌壳蕨科植物金毛狗 *Cibotium barometz* （Linn.）J. Smith 的根茎。

别名 金毛狗。

速认特点

①根茎粗大平卧，连同叶柄基部
密被金黄色长茸毛。

②叶簇生，叶柄可长达数米。

③叶片光卵状三角形，3回羽状互生。

④孢子囊群生于小脉顶端，囊群
盖形如蚌壳，两瓣状。

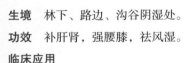

生境 林下、路边、沟谷阴湿处。

功效 补肝肾，强腰膝，祛风湿。

临床应用

①肝肾亏损、腰酸膝痛：金毛狗脊 10 克，杜仲 10 克，
牛膝 10 克，独活 10 克，骨碎补 10 克，红花 10 克，鸡
血藤 10 克，桂枝 10 克，生甘草 5 克，水煎服。

②椎间盘突出：金毛狗脊 10 克，羌活 10 克，独活 10 克，
桂枝 10 克，当归 30 克，海风藤 10 克，海桐皮 10 克，
红花 10 克，丹参 30 克，秦艽 10 克，生甘草 5 克，水煎服。

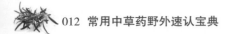

乌蕨

来源 鳞始蕨科植物乌蕨 *Sphenomeris chinensis*（Linn.）Maxon 的全草。

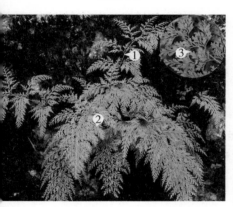

别名 乌韭。

速认特点

①叶近生或近簇生，叶柄上面有纵沟。

②叶片4回羽状，末回小羽片先端截形或圆截形。

③孢子囊群生于一条小脉上，每裂片常仅1个，少有2个。

生境 路边、岩壁上、石缝中。

功效 清热利湿，止血生肌，解毒。

临床应用

①雷公藤中毒：乌蕨30~50克，水煎服。

②黄疸肝炎：乌蕨30克，茵陈20克，栀子12克，大黄6克，水煎服。

井栏边草

来源　凤尾蕨科植物井栏边草 *Pteris multifida* Poir. 的全草。

别名　凤尾草。

速认特点

①叶簇生，二型；叶柄禾杆色，四棱，上面有沟。

②叶片 1 回羽状，但下部叶片往往 2~3 叉。

③不育叶有侧生羽片 2~4 对，无柄；能育叶有侧生羽片 4~6 对，线形。

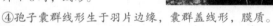

④孢子囊群线形生于羽片边缘，囊群盖线形，膜质。

生境　路边、井边、石缝中、岩石上。

功效　消肿解毒，清热利湿，凉血止血，生肌。

临床应用

①腹泻、赤白痢：井栏边草 30 克，大青根 10 克，十大功劳 10 克，水煎服。

②尿血、尿路感染：井栏边草 30 克，白茅根 20 克，水煎服。

虎尾铁角蕨

来源 铁角蕨科植物虎尾铁角蕨 *Asplenium incisum* Thunb. 的全草。

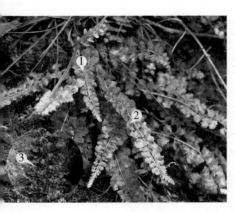

别名 虎尾蕨、墙串、鹅口药。

速认特点

①叶簇生，叶柄长 2~3 厘米，亮栗色或红棕色，上有一条沟。

②叶片 2 回羽状，羽片约 20 对。

③孢子囊群长圆形，生于小脉上侧分枝近基部。

生境 石缝中、岩壁上、墙角下。

功效 清热解毒，平肝镇惊，祛风利尿。

临床应用

①口腔溃疡：虎尾铁角蕨 30 克，水煎服。

②小儿惊风：虎尾铁角蕨 10 克，三叶青 5 克，小春花 5 克，水煎服。

胎生狗脊

来源 乌毛蕨科植物胎生狗脊 *Woodwardia prolifera* Hook. et Arn. 的根茎或绒毛。

别名 狗脊贯众。

速认特点

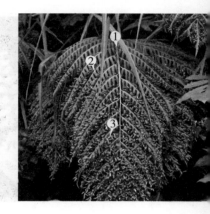

①植株高达 1.3 米以上，叶近簇生，叶柄基部密被鳞片。

②叶片 2 回羽状分裂，羽片 7~12 对。

③叶片上有许多小芽孢，萌发后长出 1~2 片匙形叶，脱离母体能长成新植株。

④孢子囊群近新月形，囊群盖同形。

生境 山谷、溪边、沟边。

功效 清热解毒，收敛止血，补肝肾，强腰膝，祛风湿。

临床应用

①刀伤出血：胎生狗脊根茎绒毛或鲜根茎适量，捣烂敷患处。

②痢疾、腹泻：胎生狗脊根茎 15 克，马尾黄连 10 克，水煎服。

贯众

来源 鳞毛蕨科植物贯众 *Cyrtomium fortunei* J. Smith 的全草。

别名 墙蕨。

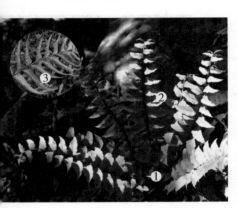

速认特点

①叶簇生，叶柄基部密被大鳞片，向上渐疏。

②叶 1 回羽状复叶，羽片 10~20 对，顶生羽片和侧生羽片分离。

③孢子囊群圆形，囊群盖圆盾形，全缘。

生境 林下、石缝中、墙脚。

功效 清热平肝，止血，杀虫，解毒。

临床应用

①流行性感冒：贯众 20 克，杏香兔耳风 10 克，三脉紫菀 10 克，芒根 10 克，水煎服。

②小儿虫积：贯众 30 克，水煎服。

注：同属植物镰羽贯众的全草亦可作贯众入药。

圆盖阴石蕨

来源　骨碎补科植物圆盖阴石蕨 *Humata tyermanni* Moore 的根茎。

别名　毛石蚕。

速认特点

①根茎粗壮横走，密被灰白色或淡棕色鳞片。

②叶片阔卵状五角形，3~4回羽状深裂。

③孢子囊群着生于上侧小脉顶端，囊群盖膜质。

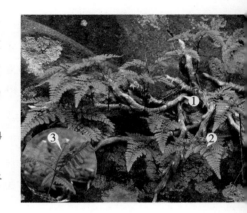

生境　附生于岩石或树干上。

功效　祛风除湿，清热解毒。

临床应用

①风湿痹痛、腰痛：毛石蚕30克，南天竹根20克，水煎服。

②伤筋骨折、疔疮肿毒：鲜毛石蚕适量，捣烂外敷。

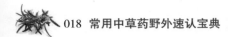

石韦

来源 水龙骨科植物石韦 *Pyrrosia lingua*（Thunb.）Farwell 的全草。

别名 石韦。

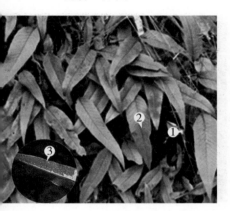

速认特点

①根茎细长而横走，密被盾状着生的鳞片，鳞片边缘有缘毛。

②叶远生，一型，叶柄长 4.5~27.0 厘米，以关节与根茎相连。

③叶片披针形至长圆披针形，厚革质，上面疏被星芒状毛，下面密被灰棕色星芒状毛，孢子囊群满布叶片的全部或上部。

生境 林下、岩石上。

功效 利尿通淋，清肺泄热。

临床应用

①肾炎、小便不畅：石韦 20 克（布包），萹蓄 10 克，车前草 10 克，瞿麦 10 克，绵草薢 10 克，海金沙 10 克（布包），水煎服。

②刀伤出血、烫伤：鲜石韦适量，捣烂敷患处。

庐山石韦

来源 水龙骨科植物庐山石韦 *Pyrrosia sheareri* （Bak.） Ching 的全草。

别名 坛刀。

速认特点

①根茎粗短，横走，密被黄棕色、有缘毛、披针形的鳞片。

②叶簇生或近生，叶柄粗壮，基部密被鳞片并有关节与根茎相连。

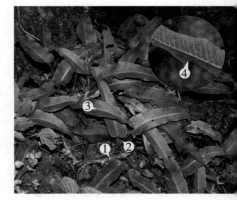

③叶片披针形，长10~40厘米，宽2.5~10.0厘米，基部常为不对称的圆耳形。

④叶革质，上面疏被星状毛或近无毛，下面灰褐色星状毛，孢子囊群小，圆形，满布于叶片下面。

生境 林下、岩石上。

功效 清热利尿，祛风通络，凉血解毒。

临床应用

同石韦。

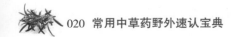

抱石莲

来源 水龙骨科植物抱石莲 *Lepidogrammitis drymoglossoides* （Bak.）Ching 的全草。

别名 鱼鳖草、鱼鳖金星。

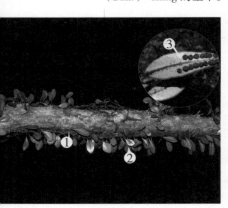

速认特点

①根茎细长横走，疏被棕色鳞片。

②叶远生，二型，近无柄，不育叶圆形或长圆形。

③能育叶倒披针形或舌形，叶肉质，孢子囊群沿中脉两侧各排成 1 行。

生境 阴湿树干和岩石上。

功效 清热解毒，祛风利湿。

临床应用

①小儿高热：抱石莲 10 克，三叶青 5 克，小春花 5 克，水煎服。

②疗疮疖肿：鲜抱石莲全草适量，水煎外洗或捣烂敷患处。

瓦韦

来源 水龙骨科植物瓦韦 *Lepisorus thunbergianus*（Kaulf.）Ching 的全草。

别名 小叶七星剑。

速认特点

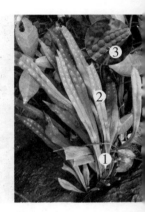

①根茎粗壮，横走，密被黑褐色鳞片。

②叶片线状披针形，基部渐狭而下延，全缘。

③孢子囊群大，直径 2~3 毫米，位于中脉和叶边之间。

生境 树干上、石缝中、瓦背上。

功效 利尿，止血。

临床应用

①口腔炎、角膜炎：瓦韦 15 克，虎尾铁角蕨 10 克，水煎服。

②乳房痈疖、胀痛：鲜瓦韦、鲜江南星蕨适量，捣烂外敷患处。

盾蕨

来源 水龙骨科盾蕨 *Neolepisorus ovatus*（Bedd.）Ching 的全草。

别名 金刀蕨。

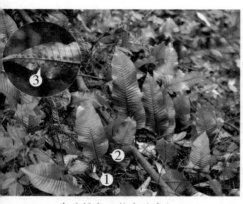

速认特点

①根茎长而横走，密被褐色鳞片。

②叶远生，叶纸质卵形，先端渐尖，基部圆形，略下延于叶柄。

③孢子囊群圆形，在侧脉间排成不整齐的 1 行或在中脉排成不整齐的多行。

生境 溪边、林下阴湿处或石隙中。

功效 清热利湿，凉血止血。

临床应用

①小便不畅：盾蕨 30 克，水煎服。

②创伤出血、水 / 火烫伤：鲜盾蕨适量，捣烂敷患处。

金鸡脚

来源　水龙骨科植物金鸡脚 *Phymatopsis hastata*（Thunb.）
Kitagawa ex H. Ito 的全草。

别名　鸭掌草。

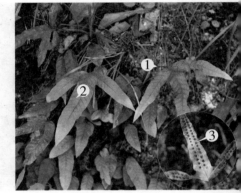

速认特点

①根茎细长横走，密被红棕色鳞片。

②叶片通常指状 3 裂，也有单叶和 2 叉，5 裂共存；中脉和侧脉均明显稍隆起。

③孢子囊群圆形，沿中脉两侧各排成 1 行，位于中脉和叶片之间。

生境　林下、路边、溪边的岩石上。

功效　清热利湿，散瘀止血。

临床应用

①目赤肿痛、小便涩痛：金鸡脚 30 克，水煎服。

②疖痈、皮肤瘙痒：鲜金鸡脚适量，捣烂敷患处。

江南星蕨

来源　水龙骨科植物江南星蕨 *Microsorium henyi*（Christ）Kuo
的全草。

别名　七星剑。

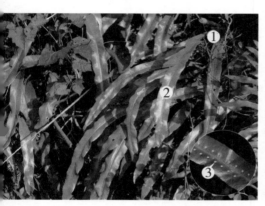

速认特点

①根茎长而横走，上被易脱落的棕色鳞片。

②叶片远生，线状披针形，下延于叶柄形成狭翅。

③孢子囊群大，圆形，橙黄色，沿中脉两侧各排成整齐的 1 行。

生境　溪边、岩壁上、林下。

功效　祛风活血，清热解毒，通淋。

临床应用

　　①乳痈肿痛：鲜江南星蕨适量，捣烂敷患处。

　　②扭伤：鲜江南星蕨根适量，捣烂敷患处。

水龙骨

来源 水龙骨科植物水龙骨 *Polypodiodes nipponice*（Mett.）
Ching 的根茎。

别名 青石蚕。

速认特点

①根茎粗壮横走，灰绿色通
常光秃而被白粉。

②叶远生，叶柄通常有关节
与根茎相连；叶片羽状深裂
几达叶轴，羽片 15~30 对。

③孢子囊群小，圆形，生于
内藏小脉顶端，沿中脉两侧各有 1 行。

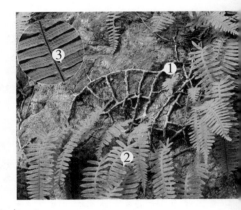

生境 岩壁上。

功效 化湿清热，祛风通络。

临床应用

①风湿痹痛：青石蚕 10 克，白毛夏枯草 10 克，南天竹
根 10 克，鱼腥草 15 克，水煎服。

②无名肿毒：鲜青石蚕适量，捣烂敷患处。

槲蕨

来源 槲蕨科植物槲蕨的 *Drynaria fortunei* （Kunze） J. Smith 根茎。

别名 申姜、骨碎补。

速认特点

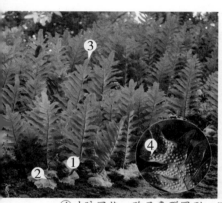

①根状茎肉质粗壮，横走密被金黄色鳞片。

②叶二型，积聚叶黄绿色后变枯黄色，卵形或卵圆形。

③正常叶长卵状卵形至长圆形，羽状深裂,叶片下延成有翅的叶柄。

④叶脉网状，孢子囊群圆形，沿中脉两侧各排成 2 至数行。

生境 岩壁上、树干上。

功效 补肾强骨，续筋止痛。

临床应用

①斑秃：取鲜品槲蕨根茎适量，蘸醋外搽。

②腰背痛、椎间盘突出：炮骨碎补 20 克，穿破石 10 克，畏芝 10 克，丹参 30 克，红花 10 克，鸡血藤 30 克，羌活 15 克，独活 10 克，制元胡 10 克，川断 10 克，生黄芪 20 克，秦艽 10 克，水煎服。

苏铁

来源　苏铁科植物苏铁 *Cycas revoluta* Thunb. 的根、叶或者种子。

别名　铁树。

速认特点

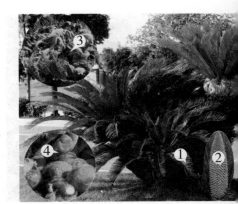

①鳞叶三角形卵状，羽状叶长 75~200 厘米，条形，厚革质，坚硬。

②小孢子叶窄楔形，顶端扁平，小孢子囊长 3 个聚生。

③大孢子叶长卵形，密被淡黄色绒毛，边缘羽状分裂，裂片 12~18 对，胚珠 2~6 颗生于边缘。

④种子橘红色，倒卵圆形或卵圆形。

生境　人工栽培于花盆草地，野生于山坡上。

功效　治痢疾，止咳，止血。

临床应用

①胃炎胃痛：苏铁根或叶 10 克，太平莓 10 克，水煎服。

②跌打损伤：苏铁根 10 克，落得打 10 克，金钟花根 10 克，崖花海桐根 10 克，朱砂根 10 克，水煎服。

银杏

来源 银杏科植物银杏 *Ginkgo bilba* Linn. 的叶和种子。

别名 白果。

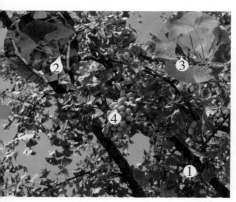

速认特点

①叶扇形，在一年生长枝上螺旋状散生，在短枝上3~8片成簇生状，叶脉为2叉分支脉。

②雄球花4~6枚，花药黄绿色。

③雌球花具长梗，梗端常分2叉。

④种子椭圆形，外种皮肉质，熟时黄色或橙黄色，外被白粉；中种皮骨质白色，内种皮膜质淡红褐色。

生境 山谷、山坡，或栽种于草地上、人行道上。

功效 敛肺止咳，固精缩尿，平抑肝阳。

临床应用

①高血压：银杏叶20克，水煎服。

②肺虚久咳：银杏种仁10克炖老鸭，吃肉服汤。

金钱松

来源　松科植物金钱松 *Pseudolarix kaemferi* （Lindl.） Gord. 的根皮。

别名　土荆皮。

速认特点

①叶线形扁平而柔软，镰状弯曲，或者长枝上的叶辐射伸展，短枝上的叶 15~30 枚簇生，秋季呈金黄色。

②球果卵圆形或倒卵圆形，有短梗，成熟前绿色或淡黄绿色，熟时褐黄色。

③种子倒卵形或卵圆形，淡黄白色，种翅三角状披针形。

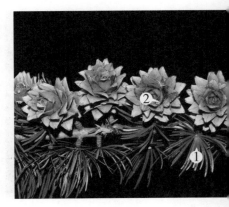

生境　山坡。

功效　消积，杀虫，止痒。

临床应用

　　疥癣瘙痒：金钱松根皮 50 克浸泡于 100 毫升 70% 的乙醇中，制成土荆皮酊，外搽患处。

马尾松

来源 松科植物马尾松 *Pinus massoniana* Lamb. 的根、叶、花粉和含树脂的节。

别名 松树。

速认特点

①叶2针1束，两面有气孔线，叶鞘褐色至灰黑色，宿存。

②雄球花淡红褐色，圆柱形，聚生于新枝下部苞叶，穗状。

③雌球花聚生于新枝近顶端，淡紫红色；成熟球果木质。

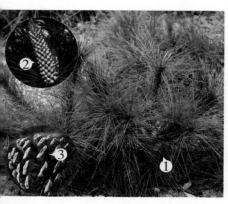

④种子长卵圆形，翅状。

生境 山坡、丘陵、石缝中。

功效 祛风通络，活血止血。

临床应用

①胸肋挫伤、跌打损伤：鲜马尾松幼苗根、鲜金钟花根、鲜蛇葡萄根、鲜佩兰各取适量，捣烂外敷。

②皮肤瘙痒：马尾松叶适量，水煎外洗。

③湿疹、瘙痒：松花粉适量，扑患处。

杉木

来源 杉科植物杉木 *Cunninghamia lanceolata*（Lamb.）Hook. 的树皮和乳汁。

别名 杉树。

速认特点

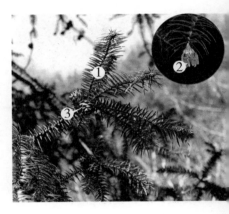

①叶披针形或线状披针形，近对生或轮生；上面绿色，下面淡绿色，叶背沿中脉两侧，各有1条白色气孔带。

②雄球花圆锥状，长0.5~1.5厘米，有短梗，通常多个簇生枝顶。

③球果卵圆形或近球形，苞鳞革质，先端有刺状尖头。

生境 山坡、山谷。

功效 活血消肿，祛风止痛，解毒敛疮。

临床应用

①遗精：取杉树乳汁适量，调山泉水内服。

②漆树过敏：杉树皮、油茶树皮、板栗树皮各150克，加3000毫升水煎汤外洗。

侧柏

来源 柏科植物侧柏 *Platycladus orientalis* （Linn.） Franco 的叶和种仁。

别名 扁柏。

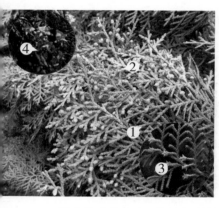

速认特点

①叶鳞形，小枝中央的叶呈倒卵状菱形或斜方形，两侧的叶船形。

②雄球花有 6 对交互对生的雄蕊，花药 2~4 室。

③雌球花有 4 对交互对生的珠鳞。

④球果近圆球形，蓝绿色被白粉，成熟后木质开裂，红褐色。

生境 多栽培于庭院、路旁、公园、山坡。

功效 凉血止血，乌发。

临床应用

①咯血、衄血、咳血、崩漏及一切外伤出血：侧柏叶炭、藕节炭、大蓟炭、小蓟炭、蒲黄炭、地榆炭、棕榈炭、茜草炭各 10 克，水煎服。

②肠燥津枯便秘：柏子仁 10 克，郁李仁 10 克，桃仁 10 克，水煎服。

三白草

来源　三白草科植物三白草 *Saururus chinensis*（Lour.）Baill. 的全草。

别名　三张白。

速认特点

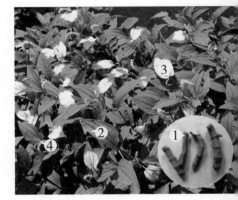

①根状茎粗壮，白色。

②茎直立，叶互生，叶片阔卵形至卵状披针形，基出脉5条，叶柄基部与托叶合生成鞘状，略抱茎。

③上部叶较小，位于花序下的 2~3 叶常为乳白色。

④总状花序生于茎顶，与叶对生，花小，两性，无花被。

生境　路边阴湿处、小溪边。

功效　清热解毒，利水消肿。

临床应用

①尿路感染：三白草 10 克，车前草 10 克，过路黄 10 克，夏枯草 10 克，水煎服。

②疔疮初起：鲜三白草适量，捣烂外敷于患处。

蕺菜

来源 三白草科植物蕺菜 *Houttuynia cordata* Thunb. 的全草。

别名 鱼腥草、折耳根。

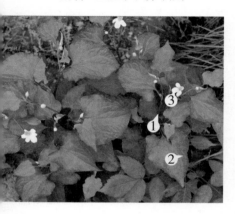

速认特点

①全草有腥臭味，茎下部伏地，节上生不定根，上部直立。

②叶互生，叶片心形或宽卵形，全缘；托叶膜质，阔线形，下部与叶柄合生。

③穗状花序生于茎顶或与叶对生，基部有4枚白色花瓣状总苞片；花小，雄蕊3枚，雌蕊1枚，花柱3，分离。

生境 路边阴湿处、小溪边、田埂上。

功效 清热解毒，利尿消肿。

临床应用

①肺痈（肺脓肿）：鱼腥草 30~50 克，水煎服。

②感冒、气管炎：鱼腥草 15 克，紫苏 10 克，木芙蓉叶 10 克，一枝黄花 10 克，水煎服。

山蒟

来源　胡椒科植物山蒟 *Piper hancei* Maxim. 的带叶藤茎。

别名　海风藤。

速认特点

①攀缘木质藤本，茎圆柱形，具细纵棱，常生不定根。

②叶互生，叶片长圆形或卵状披针形，叶柄长 5~8 毫米，叶鞘长约为叶柄之半。

③花单性，雌雄异株，雄花序长 5~10 厘米，直径约 2 毫米，雄蕊 2 枚。

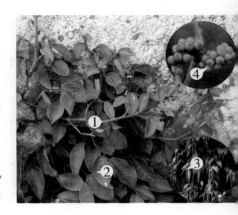

④雌花序长约 3 厘米，于果期延长，浆果球形，黄色。

生境　石壁上、林下、溪边。

功效　祛风通络，解暑。

临床应用

①牙痛：山蒟 20 克，马蹄细辛 3 克，水煎服。

②风湿痹痛：山蒟 10 克，海桐皮 10 克，石吊兰 10 克，臭梧桐叶 10 克，豨莶草 10 克，水煎服。

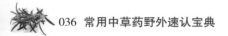

草珊瑚

来源 金粟兰科植物草珊瑚 *Sarcandra glabra*（Thunb.）Nakai 的地上部分。

别名 九节兰、肿节风。

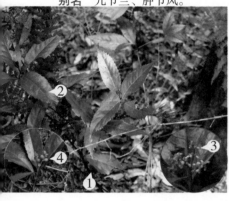

速认特点

①常绿亚灌木，茎枝具膨大的节，有棱和沟。

②叶对生，叶片革质，卵状披针形至椭圆状卵形，边缘具粗锐锯齿，齿间有一腺体，两面均无毛。

③穗状花序顶生，通常分枝，花小两性无花被，雄蕊1枚，棒状或扁棒状，花药2室。

④核果球形直径3~4毫米，熟时红色。

生境 山谷、林下阴湿处。

功效 祛风通络，活血止痛。

临床应用

①感冒、咽喉肿痛：草珊瑚15克，罗汉果1个，胖大海5克，金银花10克，水煎服。

②跌打损伤：草珊瑚15克，三七5克，红花10克，地鳖虫10克，泽兰15克，地龙10克，赤芍10克，川芎10克，生黄芪30克，水煎服。

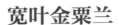

宽叶金粟兰

来源 金粟兰科植物宽叶金粟兰 *Chloranthus henryi* Hemsl. 的根或全草。

别名 大叶及己、四天王、四叶对。

速认特点

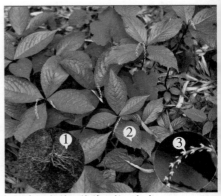

①多年生草本，高 40~65 厘米，根状茎粗壮，黑褐色，具多数细长的棕色须根。

②叶对生，通常 4 片生于茎上部；叶片，宽椭圆形或卵状椭圆形，边缘有锯齿，齿端有一腺体；托叶小，钻形。

③花序穗状顶生和腋生，通常两歧或总状分枝；雄蕊 3 枚，分离，仅基部内侧稍联合。

④核果球形，长约 3 毫米，具短柄。

生境 阴湿山谷、林下或草丛中。

功效 活血散瘀，解毒，镇痛。

临床应用

①蛇伤、疔疮疖肿：鲜宽叶金粟兰根或全草适量，捣烂外敷于患处。

②牛皮癣：宽叶金粟兰根 3~5 克，炖适量夹心猪肉加熟地黄 15 克，当归 10 克，川芎 10 克，酒白芍 10 克，水煎服。

化香树

来源　胡桃科植物化香树 *Platycarya strobilacea* Sieb. et Zucc. 的树皮或叶。

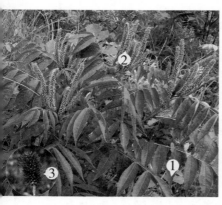

别名　水火香。

速认特点

①落叶小乔木或灌木状；复叶长 12~30 厘米，小叶 7~11 枚；叶片卵状披针形或椭圆状披针形，边缘有细尖重锯齿。

②两性花序和雄花序在小枝顶端排列成伞房状花序束；雄花苞片阔卵形，花丝短，花药黄色；雌花苞片卵状披针形。

③果序球果状，卵状椭圆形至长椭圆状圆柱形，宿存苞片木质；种子卵形，种皮黄褐色，膜质。

生境　路边、山坡或落叶林内。

功效　解毒杀虫，燥湿。

临床应用

①牙痛：取化香树树皮适量，煎水含漱。

②湿疹、疔疮疖肿：鲜嫩叶适量，捣烂敷患处。

青钱柳

来源 胡桃科植物青钱柳 *Cyclocarya paliurus* （Batal.） Iljinsk.
的叶。

别名 摇钱树。

速认特点

①乔木。复叶长 15~30 厘米，
小叶 7~9（稀达 13）枚，互生
稀近对生；叶片椭圆形或长椭
圆状披针形，边缘有细锯齿。
②雄花序长 7~17 厘米，花梗
长约 2 毫米。

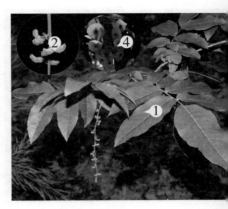

③雌花序长 21~26 厘米，有花 7~10 朵，花梗长约 1 毫米。
④果翅圆形，直径 2.5~6.0 厘米，柱头及花被片宿存。

生境 山坡、溪谷。

功效 清热，消渴，解毒。

临床应用

①糖尿病：青钱柳叶 10 克，煎茶代饮。

②降血脂：青钱柳叶 10 克，浙江蜡梅 10 克，山楂根 10
克，水煎服。

板栗

来源 壳斗科植物板栗 *Castanea mollissima* Blume 的树皮和果仁。

别名 大栗。

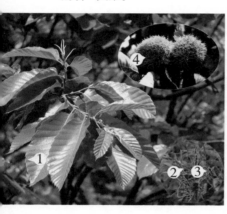

速认特点

①落叶乔木；叶互生，叶片长椭圆形至长椭圆状披针形，边缘有锯齿，齿端有芒状尖头；托叶宽卵形，卵状披针形。

②雄花为直立柔荑花序，每簇有雄花 3~5 朵。

③雌花生于雄花序的基部，常 3 朵集生于一总苞。

④壳斗球形或扁球形，刺密生，内有坚果 2~3 枚，暗褐色。

生境 山坡路边、荒地。

功效 健脾补肾，清火化痰，散结。

临床应用

①遗精、滑精：板栗果仁 20 克，芡实 10 克，莲子 10 克，覆盆子 10 克，金樱子 10 克，水煎服。

②漆树过敏：板栗树皮、杉树皮、油茶树皮各 150 克，加 3000 毫升水煎汤外洗。

白栎

来源 壳斗科植物白栎 *Quercus fabri* Hance 的嫩叶，果苞和果实中的淀粉。

别名 泽子。

速认特点

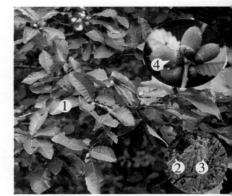

①落叶乔木，叶互生，叶片倒卵形或倒卵状椭圆形，先端钝，基部楔形，边缘具波状钝齿。

②雄花序长 6~9 厘米，花序轴被绒毛。

③雌花序长 1~4 厘米，生 1~4 朵花。

④壳斗碗状，坚果长椭圆形，果脐隆起。

生境 山坡、丘陵。

功效 健脾消积，理气燥湿。

临床应用

①上火诸症：取 150 克白栎果实中的淀粉，加 400 毫升水调开，锅中烧开水 350 毫升，倒入已调好的液体，搅动，煮至半透明状，盛入容器中，放凉，每次服 1~2 碗，服用时可加入薄荷水、白糖。

②小儿疝气、睾丸坠胀：白栎果苞 10 克，荔枝核 5 克，小茴香 5 克，橘核 10 克，水煎服。

榔榆

来源 榆树科植物榔榆 Ulmus parvifolia Jacq. 的根皮和叶。

别名 榆树。

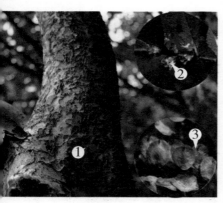

速认特点

①乔木，树皮联规则鳞片状剥落。叶互生，叶片窄椭圆形或卵形，或倒卵形。基部偏斜，边缘具单锯齿。

②花秋季开放，簇生于当年生枝叶腋。花萼4裂至基部或近基部，雄蕊4枚。

③翅果椭圆形或卵形，长 0.9~1.2 厘米，果核位于翅果之中央。

生境 山麓、路边、溪边。

功效 清热解毒，消肿止血。

临床应用

①跌打损伤：取榔榆根皮适量，捣烂敷于患处。

②刀伤出血：取鲜榔榆叶适量，捣烂敷于患处。

桑

来源 桑科植物桑 *Morus alba* Linn. 的叶、果、枝、根皮。

别名 桑树。

速认特点

①落叶乔木。叶互生，叶片卵形或宽卵形，先端急尖或钝，基部近心形，边缘有粗锯齿。

②花单性，雌雄异株，雄花序长 1.0~3.5 厘米，雄花花萼 4 裂，雄蕊 4 枚，退化雌蕊陀螺形。

③雌花花萼 4 裂，结果时增大为肉质，柱头 2 裂。

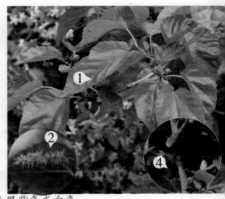

④聚花果初叶绿色，成熟后变为黑紫色或白色。

生境 田间、地头、路边或栽种于山地。

功效 发散风热，补肾固精，祛风除湿。

临床应用

①风热感冒：桑叶 10 克，菊花 10 克，桔梗 5 克，连翘 10 克，甘草 5 克，苦杏仁 10 克，薄荷 5 克，芦根 15 克，知母 10 克，生石膏 15 克，水煎服。

②风湿痹痛：桑枝 15 克，红楤木根皮 15 克，薜荔 10 克，扶芳藤 10 克，小通草 5 克，路路通 15 克，大血藤 15 克，水煎服。

构树

来源 桑科植物构树 *Broussonetia papyrifera* (L.) L'Her. ex Vent. 的乳汁和种子。

别名 楮实子。

速认特点

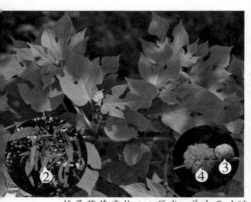

①落叶乔木。叶互生，"叶"片宽卵形，先端尖，基部圆形或稍呈心形，常有 3~5 枚不规则的深裂，密被绒毛。

②花单性，雌雄异株，雄柔荑花序长 6~8 厘米，着生于叶腋，雄花萼片 4 裂，雄蕊 4 枚。

③雌花序头状，雌花周围具棒状苞片。

④聚合果球形，径约 3 厘米，由橙红色小核果组成。

生境 荒地、路边、公园、山地。

功效 滋肾，清肝，明目，利尿。

临床应用

①真菌感染：割破树皮收集构树乳汁，滴入真菌感染部位，每次 2 滴，每日 3~4 次。

②肝肾亏损、腰膝酸软：楮实子、槲寄生、杜仲、川断、旱莲草、女贞子各 10 克，水煎服。

柘

来源 桑科植物柘 *Cudrania tricuspidata* （Carr.） Bur. ex Lavall. 的根。

别名 穿破石。

速认特点

①落叶乔木，通常呈灌木状，有枝刺；叶片卵形至倒卵形，先端尖或钝，基部圆或楔形，全缘或有时3裂。

②雄花萼片4枚，基部有苞片2或4枚，雄蕊4枚。

③雌花萼片4枚，花柱线形。

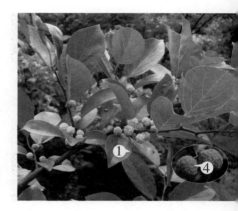

④聚花果球形，直径约2.5厘米，橘红色或橙黄色，可食。

生境 石缝中、溪边。

功效 祛风利湿，活血通经。

临床应用

①腰痛、关节痛：柘树根30克，水煎服。

②经闭：柘树根20克，益母草15克，当归10克，红花10克，丹参10克，生黄芪20克，水煎服。

畏芝

来源 桑科植物畏芝 *Cudrania cochinchinensis* (Lour.) Kudo et Masam. 的根。

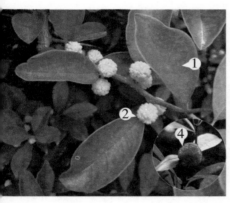

别名 穿破石。

速认特点

①常绿直立灌木；叶互生，叶片革质，倒卵状椭圆形或椭圆形；全缘，两面无毛。

②头状花序单生或成对腋生；雄花萼片 3~5 枚。

③雌花萼片 4 枚，顶端厚，有绒毛。

④聚花果球形，肉质，橙红色，掐破有乳汁。

生境 石缝中，溪边，林下。

功效 祛风利湿，活血通经。

临床应用

①通乳：穿破石 10 克，山海螺 10 克，通草 3 克，炖猪蹄，吃肉喝汤。

②跌打损伤：畏芝根 30 克，酒煎服。

无花果

来源　桑科植物无花果 *Ficus carica* Linn. 的果实和叶。

别名　奶浆果。

速认特点

①落叶灌木。叶互生，卵圆形、宽卵形，掌状 3~5 裂，边缘有不规则圆钝齿。

②隐头花序单生叶腋。

③隐花果大，梨形，成熟时呈紫红色或黄色。

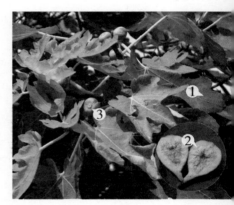

生境　栽培于庭苑、公园、田地及山陵。

功效　润肠通便，消肿解毒。

临床应用

　　①便秘：成熟鲜无花果 3~5 个，生食。

　　②无名肿毒、痈疮疔癣：取无花果叶适量，捣烂外敷于患处。

条叶榕

来源　桑科植物条叶榕 *Ficus pandurata* Hance var. angustifolia Cheng 的根。

别名　小攀坡。

速认特点

①落叶小灌木，茎直立或披散于地面长不定根。

②叶片倒卵形、狭倒卵形或倒披针形，先端渐尖，中部不收缩。

③隐花果椭圆形或近球形，较

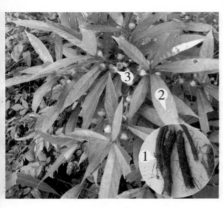

小，径 4~6 毫米。

生境　溪边、水库边。

功效　祛风利湿，清热消积。

临床应用

①湿重食积：条叶榕根 30 克，炖鸡，吃肉喝汤。

②风湿痹痛、关节不利：条叶榕根 15 克，楤木根 20 克，牛膝 10 克，中华常春藤 20 克，卫矛 10 克，水煎服。

葎草

来源　桑科植物葎草 *Humulus scandens*（Lour.）Merr. 的全草。

别名　五爪金龙。

速认特点

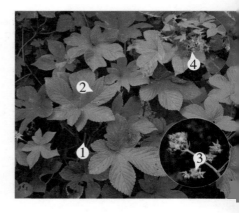

①多年生缠绕草本；茎枝和叶柄密被细毛及倒生小皮刺。

②叶对生卵形，基部心形或圆形，不裂或 3~5 深裂，边缘具粗锯齿。上面密生小刺毛，下面有疏毛和黄色小腺点。

③花单性，雌雄异株，雄花排列成圆锥花序，萼片和雄蕊各 5 枚。

④雌花每 2 朵生于苞片腋部，每一雌花具有 1 枚卵圆形小苞片。果穗呈球果状，宿存之苞片卵形增大。

生境　山坡、荒地、路边。

功效　清热解毒，利尿消肿。

临床应用

　　①肾炎、尿路感染：葎草 10 克，车前草 10 克，过路黄 10 克，连钱草 10 克，水煎服。

　　②痢疾：葎草 10 克，马齿苋 10 克，铁苋菜 10 克，水煎服。

三角叶冷水花

来源 荨麻科植物三角叶冷水花 *Pilea swinglei* Merr. 的全草。

别名 三角草。

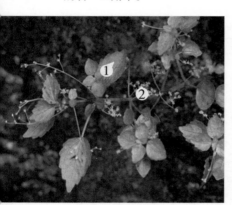

速认特点

①一年生草本；叶对生，三角状卵形或菱状卵形；叶基部偏斜，边缘基部以上有数对粗牙齿。

②花常雌雄同序，聚伞花序具纤细的长总杆，雄花花被片 5 枚，雄蕊 5 枚。

③雌花花被片 5 枚，长圆状披针形，退化雄蕊鳞片状。

生境 山谷、岩石、潮湿草地。

功效 解毒消肿。

临床应用

　　①蛇虫咬伤：取鲜三角叶冷水花适量，捣碎外敷于患处。

　　②疔疮肿毒：取鲜三角叶冷水花适量，捣碎外敷于患处。

赤车

来源　荨麻科植物赤车 *Pellionia radicans*（Sieb. et Zucc.）Wedd. 的全草。

别名　赤车使者。

速认特点

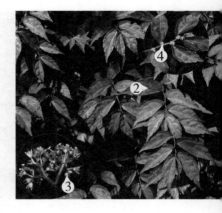

①多年生肉质草本；茎有分枝，下部匍匐，生不定根，上部渐升。

②叶片互生，卵形或狭卵形椭圆形，偏斜；侧脉 2~5 对，托叶钻形。

③花单性异株，雄花序聚伞状，花序梗长 2.5~4.5 厘米。雄花花被片 5 枚，先端有芒状小突尖。

④雌花序为团伞花序，无花序梗或具短梗；雌花花被片 5 枚，不等大。

生境　溪边、阴湿岩石下、林下。

功效　疏风利湿，消肿止痛。

临床应用

①水湿感冒：赤车 10 克，紫苏 10 克，生姜 10 克，红糖 20 克，水煎服。

②挫伤、血肿：取鲜赤车适量，捣烂外敷于患处。

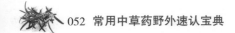

苎麻

来源 荨麻科植物苎麻 *Boehmeria nivea* （Linn.） Gaud. 的根。

别名 麻根。

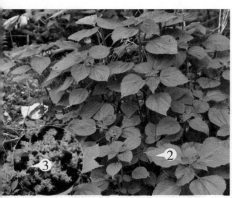

速认特点

①具横生的根状茎，根红褐色，有黏液。

②叶互生，叶片宽卵形或卵形，先端渐尖或具尾状尖，基部宽楔形或截形，边缘具三角状的粗锯齿。

③花单性同株，团伞花序圆锥状；雄花序通常生于此花序之下，雄花花被片 4 枚，雌花花被管状，先端 2~4 齿裂。

④瘦果椭圆形，长约 1.5 毫米，完全为宿存的花被所包。

生境 溪边、林下、路边。

功效 清热解毒，安胎止血。

临床应用

①先兆流产出血：苎麻根 15 克，朝鲜红参 20 克，水煎服。

②尿血、衄血：苎麻根 15 克，白茅根 15 克，大蓟 10 克，小蓟 10 克，墨旱莲 10 克，水煎服。

糯米团

来源 荨麻科植物糯米团 *Gonostegia hirta*（Blume）Miq. 的全草。

别名 猪儿菜。

速认特点

①多年生草本；叶片对生，卵形或者卵状披针形，先端渐尖，基部圆形或浅心形全缘；基出脉3条直达叶端。

②花淡绿色，单性同株，雄花簇生于上部的叶腋，花被片5枚。

③雌花簇生稍下部的叶腋，花被管状，外面生有白色柔毛，柱头钻形。

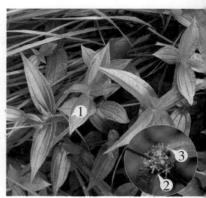

生境 溪边、谷地、山麓、水沟边。

功效 清热解毒，利湿止泻。

临床应用

①痛风：糯米团30克，绞股蓝10克，葛根15克，车前草10克，水煎服。

②疔疮初起：取糯米团鲜品适量，捣烂敷于患处。

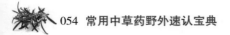

锈毛寄生

来源 桑寄生科植物锈毛寄生 *Taxillus levinei* （Merr.） H.S.Kiu 的茎枝。

别名 桑寄生。

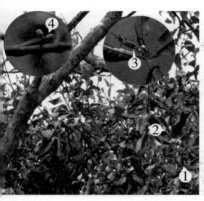

速认特点

①寄生灌木；幼枝及叶密被锈褐色绒毛。

②叶对生或近对生，叶片椭圆形或长椭圆形；上面无毛，下面有锈色毛。

③伞形花序腋生，通常具花 2~3 朵；花梗有锈色毛，花冠花蕾时管状，花冠筒下面外部紫红色，裂片 4 枚，雄蕊 4 枚。

④果椭圆形，橙黄色，果皮具颗粒状体。

生境 寄生于青冈、苦槠、胡颓子上。

功效 祛风湿，补肝肾，强筋骨。

临床应用

①肝肾不足、筋骨痿软：锈毛寄生 30 克，水煎服。

②胎漏下血、胎动不安：锈毛寄生 15 克，川断 15 克，菟丝子 15 克，阿胶珠 10 克，虎刺根 10 克，水煎服。

绵毛马兜铃

来源　马兜铃科植物绵毛马兜铃 *Aristolochia mollissima* Hance
的地上部分和根。

别名　寻骨风。

速认特点

①多年生缠绕草本；茎具纵
沟，密被白色柔毛。

②叶片圆心形或宽卵状心
形，先端圆钝，基部心形，
上面被较稀的黄白色绵毛，
下面密被黏状绵毛；叶脉5
条基出。

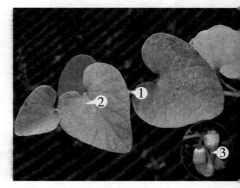

③花单生叶腋，花被筒烟斗状弯曲，檐部微3裂，裂片钝三角
形带紫色，雄蕊6枚，花柱先端3裂。

④蒴果圆柱形或倒卵形，成熟时上部开裂。

生境　路边、林下、草丛中。

功效　祛风除湿，活血止痛。

临床应用

　　①风湿痹痛、肢体麻木：寻骨风10克，石胡荽10克，
桂枝10克，海风藤10克，海桐皮10克，水煎服。

　　②胃痛：寻骨风根9克，水煎服。

马兜铃

来源 马兜铃科植物马兜铃 *Aristolochia debilis* Sied. et Zucc. 的全草。

别名 青木香、天仙藤。

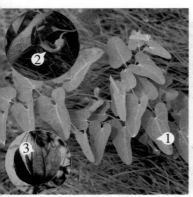

速认特点

①多年生缠绕藤草本；叶片三角状卵形至卵状披针形，先端圆钝具小尖头，基部心形，两侧常突然外展成圆耳；叶脉5~7条基出。

②花被筒直或稍曲折，下部黄绿色，基部膨大成球状，檐部暗紫色，舌片三角状披针形；雄蕊6枚，花柱先端6裂。

③蒴果近球形，直径3~4厘米，成熟时中部以下连同果梗一起开裂成提篮状。

生境 林缘、路旁、荒地灌木丛中。

功效 解毒，理气，止咳，止痛。

临床应用

①胃痛、腹痛：马兜铃根9克，水煎服。

②咳嗽：蜜炙马兜铃果6克，制紫菀10克，制冬花10克，制百部10克，桔梗10克，前胡15克，天浆壳10克，水煎服。

马蹄细辛

来源 马兜铃科植物马蹄细辛 *Asarum ichangense* C.Y.Cheng et C.S.Yang 的根及根茎。

别名 马蹄香。

速认特点

①多年生草本，根状茎短，须根肉质，微具辛辣味。

②叶 1~3 枚，叶片圆心形或卵状心形，先端圆钝或急尖，基部心形，上面有时具云斑，鳞片叶椭圆形。

③花单生叶腋，花被筒卵球形直径约 1 厘米，内侧具突起的网格，喉部缢缩，花被裂片三角状卵形，近喉部有乳突状横褶区，雄蕊 12 枚，花柱 6 枚，离生，柱头顶生。

④蒴果卵球形。

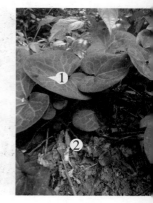

生境 林下、竹林下、路旁。

功效 温经散寒，解毒止痛。

临床应用

①虫蛀牙痛：取鲜马蹄细辛根一根咬在患牙处，即可止痛。

②鼻炎：马蹄细辛根 3 克，白芷 10 克，辛夷 10 克，炒苍耳子 10 克，黄芩 10 克，水煎服。

注：同属植物杜蘅亦可作马蹄香入药。杜蘅花被筒钟形，喉部不缢缩，花被裂片宽卵形，上举。柱头位于花柱裂片下方的外侧，可以与马蹄细辛区别。

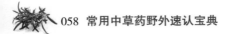

祁阳细辛

来源 马兜铃科植物祁阳细辛 *Asarum magnificum* Tsiang ex C.S. Yang 的根。

别名 大叶马蹄香。

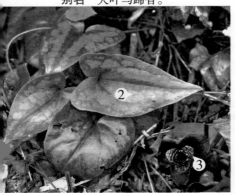

速认特点

①多年生草本，根状茎粗短，须根肉质，微具辛辣味。

②叶 2~3 枚，叶片近革质，戟状卵形，先端急尖，基部耳状心形，边缘骨质，上面有时具云斑；鳞片叶长圆形。

③花单生叶腋，大型，直径 3~7 厘米，花被筒漏斗状钟形，内侧下部仅具多数纵褶，花被裂片宽卵形，近喉部有下延达花被筒中部的乳头状横褶区，雄蕊 12 枚，花柱 6 枚，先端 2 裂，柱头位于花柱裂片下方的外侧。

④蒴果倒卵状球形。

生境 林下、竹林下、路旁。

功效 温经散寒，解毒止痛。

临床应用

①虫蛀牙痛：取鲜祁阳细辛根一根咬在患牙处，即可止痛。

②鼻渊头痛（鼻炎鼻窦炎）：祁阳细辛根 3 克，辛夷 10 克，黄芩 10 克，石胡荽 10 克，大蓟根 10 克，水煎服。

杯茎蛇菰

来源 蛇菰科植物杯茎蛇菰 *Balanophora subcupularis* Tam 的全草。

别名 蛇头。

速认特点

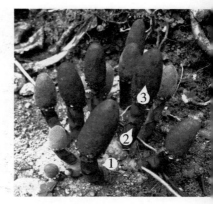

①多年生寄生肉质草本；根状茎杯状或不规则，块茎状淡黄褐色，有纵纹，浅色斑点和星芒状疣体。
②花茎圆柱形淡红色，鳞片叶3~8片，稍肉质，覆瓦状互生。
③雌雄花生于同一个肉穗花序上，花序卵圆形，紫红色；雄花少数着生于花序基部，花被片4裂，雄蕊6~8枚。雌花多数着生与花序基部以上，密集。

生境 路边、林下。

功效 清热解毒，止血止痛。

临床应用

①痔疮肿痛、疔疖肿痛：鲜杯茎蛇菰全草适量，捣烂外敷。

②血痢：杯茎蛇菰15克，水煎服。

金线草

来源 蓼科植物金线草 *Antenoron filiforme* (Thunb.) Roberty et Vautier 的全草。

别名 人字草。

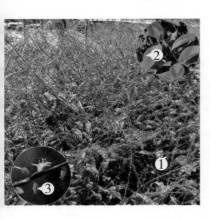

速认特点

①多年生草本，全株密被粗伏毛，地下根茎粗壮而短，呈结节状。

②叶片椭圆形或倒卵形，全缘，两面均被长糙伏毛，上面中央常有"八字形"墨迹般；托叶鞘筒状，具短缘毛。

③花深红色，2~3 朵生包夜内，排列成稀疏瘦长的顶生穗状花序；花被 4 深裂，雄蕊 5 枚，花柱 2 枚。

④瘦果椭圆形，双凸镜状，外包宿存花被。

生境 路边、林下、溪沟边。

功效 祛瘀调经，凉血止血。

临床应用

①痛经：金线草 10 克，益母草 10 克，土圞儿 10 克，加黄酒煎服。

②痢疾：金线草 10 克，土大青根 10 克，十大功劳 10 克，水煎服。

野荞麦

来源 蓼科植物野荞麦 *Fagopyrum dibotrys*（D.Don.）Hara 的根茎。

别名 金锁银开、金荞麦。

速认特点

①多年生草本，地下有粗大结节状坚硬根茎。

②叶片宽三角形或卵状三角形，先端渐尖或尾尖，基部心状戟形；托叶鞘膜质筒状，无缘毛。

③花白色，花簇排列成顶生或腋生的总状花序再组成伞房状；花被5深裂，雄蕊8枚，花柱3枚。

④瘦果卵状三棱形，长6~7毫米，褐色。

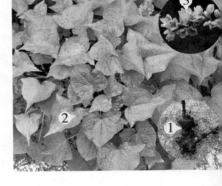

生境 路边、溪沟边。

功效 清热解毒，健脾利湿。

临床应用

①咽喉肿痛：野荞麦10克，草珊瑚10克，三叶青10克，水煎服。

②消化道癌症康复期：野荞麦15克，白藤梨根10克，猫人参根10克，太平莓10克，水煎服。

萹蓄

来源 蓼科植物萹蓄 *Polygonum aviculare* Linn. 的全草。

别名 竹片菜。

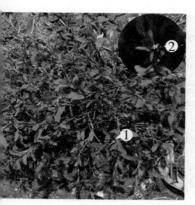

速认特点

①一年生草本；叶互生，叶长椭圆形，长圆状倒披针形或线状披针形，托叶鞘膜质，顶端数裂，有明显脉纹。

②花 1~5 朵簇生叶腋，花被 5 深裂，裂片长圆形，绿色具白色或粉红色边缘；雄蕊 8 枚，柱头 3 裂。

③瘦果卵状三棱形，褐色，具线纹状细点，稍伸出宿存花被外。

生境 路边、草地、山坡。

功效 清热解毒，利尿通淋。

临床应用

①小便不畅：萹蓄 10 克，白茅根 10 克，瞿麦 10 克，车前草 10 克，水煎服。

②黄疸肝炎：萹蓄 10 克，瞿麦 10 克，茵陈蒿 10 克，虎杖 10 克，焦栀子 10 克，水煎服。

荭草

来源 蓼科植物荭草 *Polygonum orientale* Linn. 的全草或果实。

别名 大风茶、水红花子（果实）。

速认特点

①一年生高大草本；茎直立，高
1~2米，密被长软毛。

②叶互生，叶片宽椭圆形或卵状
披针形，两面密被柔毛；叶柄基
部扩展；托叶鞘筒状，密被长柔
毛，顶端呈绿色叶状开展，具缘毛。

③穗状花序粗壮，呈圆柱形，苞
片宽卵形；花被红色，5深裂，雄蕊7枚，花柱2枚。

④瘦果呈扁圆形，黑褐色有光泽，包藏于宿存花被内。

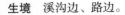

生境 溪沟边、路边。

功效 消肿解毒，软坚散结。

临床应用

①风寒感冒发热：荭草全草10克，三脉紫菀10克，芒根10克，
高粱泡根10克，中华常春藤10克，野菰10克，水煎服。

②水肿：水红花子10克，茯苓20克，猪苓10克，大腹
皮10克，桑白皮10克，生姜皮6克，陈皮10克，水煎服。

何首乌

来源 蓼科植物何首乌 *Polygonum multiflorm* Thunb. 的块根或藤茎。

别名 何首乌、夜交藤（藤茎）。

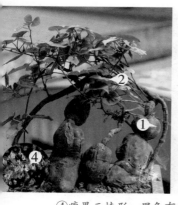

速认特点

①多年生缠绕草本，有肥大不整齐纺锤状块根。

②叶互生叶片狭卵形至心形，先端急尖或长渐尖，基部心形；托叶鞘干膜质筒状，无缘毛。

③圆锥花序大而开展，苞片卵状披针形，花被白色 5 深裂，裂片大小不等，果时增大，外面 3 片背部具一，下延至果梗。

④瘦果三棱形，黑色有光泽，藏于翼状的花被内。

生境 路边、山坡、岩缝中。

功效 补肾益精，养血安神，舒筋活络。

临床应用

①须发早白：何首乌块根与黑豆以 10 ∶ 1 的比例加适量水煎煮约 4 小时，汁将尽时取出，将何首乌和黑豆捣烂晒干，再上屉蒸约 1 小时。再取出继续捣烂晒干，如此反复 9 次（全过程勿触碰金属制品），得到制何首乌粉。每天服制何首乌粉 1~2 汤匙，须发转黑。

②失眠：夜交藤 10 克，夜香牛 10 克，桂圆肉 10 克，柔毛水杨梅 10 克，六棱菊 10 克，水煎服。

虎杖

来源 蓼科植物虎杖 *Polygonum cuspidata* Sieb.et Zucc. 的根及根茎。

别名 酸杆、活血龙。

速认特点

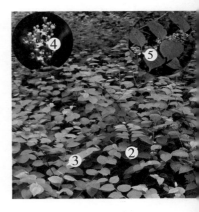

① 多年生高大草本；地下有横走木质的根茎。

② 茎丛生，粗壮直立，圆柱形，表面有沟纹，常散生红色或带紫色的斑点，节间中空。

③ 叶互生，叶片宽卵形或近圆形，先端短凸尖，基部圆形或宽楔形，全缘；托叶鞘膜质，圆筒形，易破裂脱落。

④ 花单性，雌雄异株，圆锥花序；花被白色或淡绿白色，5 深裂，外轮 3 片，在果时扩大成长翼。

⑤ 瘦果卵状三棱形，黑褐色有光泽，全部包藏于翼状扩大的花被内。

生境 溪沟边、路旁。

功效 活血通络，祛风利湿。

临床应用

① 肝炎、黄疸、肝硬化：虎杖 10 克，茵陈 10 克，焦山栀 10 克，丹参 30 克，灵芝 20 克，五味子 15 克，水煎服。

② 风湿性关节炎：虎杖 10 克，青风藤 10 克，白毛夏枯草 10 克，南天竹根 10 克，鱼腥草 10 克，水煎服。

杠板归

来源 蓼科植物杠板归 *Polygonum perfoliatum* Linn. 的全草。

别名 花麦刺。

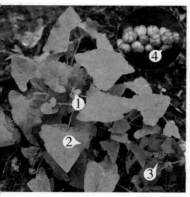

速认特点

①多年生蔓性草本；茎、叶柄及叶片下面脉上常具倒生钩刺。

②叶互生，叶片三角形，先端急尖或钝圆，基部截形或微心形，托叶鞘冠茎，绿色叶状，近圆形；叶柄盾状着生。

③穗状花序短，常包藏于托叶鞘内；花被白色或粉红色，5深裂，裂片长圆形，雄蕊8枚，花柱3枚。

④瘦果圆球形，黑色有光泽，外包肉质增大蓝黑色花被。

生境 路边、灌丛中。

功效 清热解毒，利湿消肿止痒。

临床应用

①皮肤湿疹、瘙痒：鲜杠板归全草适量，捣汁或煎汤洗患处。

②肠炎、痢疾：杠板归10克，大青根10克，水煎服。

酸模

来源 蓼科植物酸模 *Rumex acetosa* Linn. 的根。

别名 野菠菜。

速认特点

①多年生草本，地下有短的根茎及数个肉质根。

②基生叶片宽，披针形至卵状长圆形，先端钝或急尖，基部渐行，全缘；茎生叶向上逐渐变小；托叶鞘膜质易破裂。

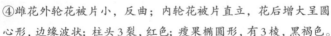

③花单性，雌雄异株，狭圆锥花序，花被片6枚，红色成2轮，雄花雄蕊6枚。

④雌花外轮花被片小，反曲；内轮花被片直立，花后增大呈圆心形，边缘波状；柱头3裂，红色；瘦果椭圆形，有3棱，黑褐色。

生境 溪沟边、路边。

功效 清热解毒，利湿止痒。

临床应用

①白癜风：鲜酸模根适量捣烂，加少许盐，外搽患处。

②疥癣：鲜酸模根适量捣烂取汁，外涂患处。

羊蹄

来源 蓼科植物羊蹄 *Rumex japonicus* Houtt 的根。

别名 土大黄。

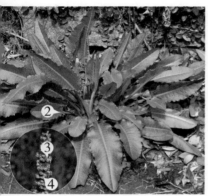

速认特点

①多年生草本,主根粗大,长圆形黄色。

②基生叶具长柄,叶片卵状长圆形至狭长椭圆形,先端稍钝,基部心形,边缘波状;茎生上部叶片较小而狭,托叶鞘膜质筒状。

③花小,两性,密集呈狭长圆锥花序;花被片6枚,淡绿色成2轮;雄蕊6枚,柱头3裂。

④内轮花被片在果实增大成圆心形或扁圆心形,边缘有三角状浅牙齿;瘦果宽卵形,锐三棱,褐色。

生境 溪沟边、路边、山坡、荒地。

功效 解毒杀虫,凉血止血。

临床应用

①皮肤溃疡、湿疹:羊蹄根适量捣烂敷患处,或加醋磨汁调敷。

②骨髓炎:羊蹄根20克,水煎服。

地肤

来源 藜科植物地肤 *Kochia scoparia* （Linn.）Schrad. 的全草或
果实。

别名 扫帚草。

速认特点

①一年生草本。茎直立，圆柱形，
具条棱。

②叶披针形或线状披针形，常
具 3 条主脉，茎上部叶较小，具
1 条主脉。

③花两性，1~3 朵生于叶腋，花
被片近三角形，淡绿色；翅状附

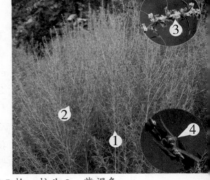

属物三角形至倒卵形，膜质，雄蕊 5 枚，柱头 2，紫褐色。

④胞果扁球形，包于花被内；种子卵形，黑褐色。

生境 路边、田地边。

功效 清热利湿，杀虫止痒。

临床应用

①疥癣、阴部湿痒：地肤子 20 克，苦参 20 克，蛇床子
20 克，煎汤外洗。

②热淋：地肤草 10 克，金钱草 10 克，白茅根 10 克，
夏枯草 10 克，水煎服。

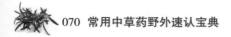

青葙

来源 苋科植物青葙 *Celosia argentea* Linn. 的全草或种子。

别名 野鸡冠花。

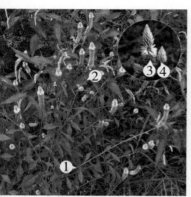

速认特点

①一年生草本，叶片披针形至长圆状披针形，先端急尖或渐尖，基部渐狭成柄，全缘。

②花多数，密集成顶生的塔形或圆柱形的穗状花序；花初开时淡红色，后变白色；苞片和小苞片披针形；花被片 5 枚，长圆状披针形，花药紫色。

③胞果卵形，包在宿存的花被片内。

④种子扁球形，黑色有光泽。

生境 路边、山坡、荒地。

功效 清肝凉血，明目退翳。

临床应用

①风热火眼：青葙嫩茎叶 1 把，炒菜食用。

②目生胬肉：青葙子 10 克，熟地黄 20 克，山萸肉 10 克，牡丹皮 10 克，山药 20 克，茯苓 10 克，泽泻 10 克，枸杞子 10 克，菊花 10 克，当归 10 克，白芍 10 克，蒺藜 10 克，煅石决明 20 克（先煮半小时），水煎服。

鸡冠花

来源　苋科植物花鸡冠花 *Celosia critata* Linn. 的花序。

别名　鸡冠花。以白鸡冠花为好。

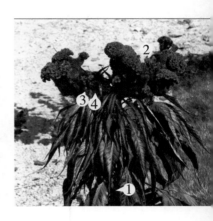

速认特点

①一年生草本，叶片卵形、卵状披针形或披针形，先端渐尖，基部渐狭成柄。

②穗状花序顶生，呈扁平，肉质鸡冠状，一个大花序下部常有数个小分支，表面羽毛状；苞片、小苞片和花被片红色、紫色、黄白色。

③胞果卵形，包裹在宿存花被片内。

④种子扁球形，黑色有光泽。

生境　路边、地边、花园、公园。

功效　凉血止血，止痢止带。

临床应用

　　①妇女白带：鸡冠花 10 克，椿根皮 10 克，白果仁 10 克，水煎服。

　　②痔疮出血：鸡冠花 10 克，元胡 10 克，五倍子 10 克，地榆 10 克，虎杖 10 克，煎汤外洗。

牛膝

来源 苋科植物牛膝 *Achyranthes bidentata* Blume 的根。

别名 倒扣草。

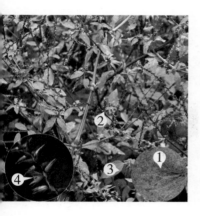

速认特点

①多年生草本，根圆柱形，土黄色。

②茎直立，常四棱形，节部膝状膨大，绿色或带紫色。

③叶片卵形、椭圆形或椭圆状披针形，先端锐尖至长渐尖，基部楔形或宽楔形；两面被贴生或开展柔毛。

④穗状花序腋生或顶生，花在后期反折，苞片宽卵形，小苞片刺状，基部两侧各有一个卵形膜质的小裂片；花被片 5 枚，雄蕊 5 枚，退化雄蕊顶端平圆，稍有缺刻状细齿。

⑤胞果长圆形，长约 2 毫米，黄褐色。

生境 路边、林下、溪沟边。

功效 补肝肾，强筋骨，逐瘀通经，引血下行。

临床应用

①腰膝酸痛、筋骨无力：牛膝 15 克，杜仲 10 克，骨碎补 10 克，水煎服。

②跌打损伤：鲜牛膝根适量，鲜茜草根适量，鲜乌笔头适量，鲜佩兰适量，捣烂外敷。

紫茉莉

来源 紫茉莉科植物紫茉莉 *Mirabilis jalapa* Linn. 的根。

别名 地雷花。

速认特点

①多年生草本，根圆锥形，深褐色。

②茎直立，多分枝，节稍膨大。

③叶片卵形或卵状三角形，先端渐尖，基部截形或心形，全缘，两面无毛。

④花通常3~6朵，聚伞状簇生于

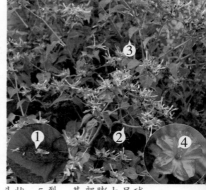

枝端，每花基部有一萼状总苞；

花被粉红色、红色、白色或黄色漏斗状，5裂，基部膨大呈球形而包裹子房；雄蕊5枚，柱头头状微裂。

⑤瘦果近球形，熟时黑色，具细棱。

生境 常栽培于花园，也有逸生在路边。

功效 清热解毒，活血调经。

临床应用

①糖尿病：紫茉莉30克，蛇含委陵菜10克，柿树叶10克，水煎服。

②面部粉刺：紫茉莉20克，堇菜10克，金银花10克，水煎服。

马齿苋

来源 马齿苋科植物马齿苋 *Portulaca oleracea* Linn. 的全草。

别名 酸苋。

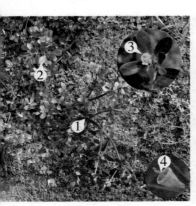

速认特点

①一年生草本，肉质，茎多分枝，平卧或斜升，淡绿色或带暗红色。

②叶互生，有时近对生，肥厚多汁，叶片倒卵形或楔状长圆形，先端钝圆或截形，基部楔形，全缘。

③花 3~5 朵簇生于枝端，总苞片 4~5 枚，萼片二盔形；花瓣 5 片，黄色，倒卵状长圆形；雄蕊 8~12 枚，柱头 4~6 裂。

④蒴果卵球形，盖裂；种子多数，肾状卵圆形，黑色，表面具小疣状突起。

生境 路边、田地、丘陵。

功效 清热解毒，凉血止痢，消积。

临床应用

①小儿腹泻：马齿苋 10 克，铁苋菜 5 克，地锦草 5 克，水煎服。

②痈疖肿毒：鲜马齿苋适量，鲜紫花地丁适量，捣烂外敷。

土人参

来源 马齿苋科植物土人参 *Talinum paniculatum* (Jacq.) Gaertn. 的根。

别名 栌兰。

速认特点

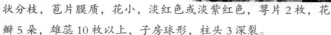

①多年生肉质草本，根粗壮圆锥形，分枝形如人参，皮棕褐色。

②叶互生或近对生，叶片倒卵形或倒卵状长椭圆形，先端圆钝或急尖，有时微凹，基部渐狭成柄，全缘，肉质。

③圆锥花序顶生或侧生，常二叉状分枝，苞片膜质，花小，淡红色或淡紫红色，萼片2枚，花瓣5朵，雄蕊10枚以上，子房球形，柱头3深裂。

④蒴果近球形，3瓣裂，种子多数，扁圆形黑色。

生境 路边、田地边、公园。

功效 补中益气，健脾止泻。

临床应用

①气虚乏力、脾虚泄泻：土人参10克，炒白术10克，茯苓10克，木香10克，炒枳壳10克，生甘草5克，水煎服。

②肺燥咳嗽：土人参10克，炙枇杷叶10克，南沙参10克，桔梗10克，水煎服。

细枝落葵薯

来源 落葵科植物细枝落葵薯 *Anredera cordifolia* （Tenore）
Steen. 的珠芽或根茎。

别名 藤三七。

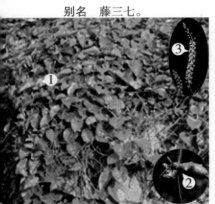

速认特点

①多年生缠绕草本，具肉质根状茎。

②叶腋常具珠芽，叶片宽卵圆形至卵状披针形，先端急尖或钝，基部心形至近圆形，全缘。

③花两性，排成腋生或顶生的总状花序，苞片细小，小苞片2枚；花被5深裂，雄蕊5枚，子房卵球形，柱头乳头状。

生境 路边、房舍旁、林缘。

功效 祛风除湿，活血止痛。

临床应用

①腰膝痹痛：藤三七10克，当归15克，川芎10克，红花10克，秦艽10克，独活10克，丹参20克，鸡血藤30克，水煎服。

②跌打损伤：鲜藤三七适量加少许黄酒，捣烂外敷。

孩儿参

来源 石竹科植物孩儿参 *Pseudostellaria heterophylla* （Miq.）Pax 的块根。

别名 太子参。

速认特点

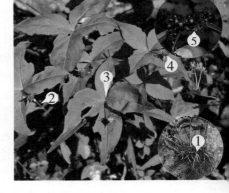

①多年生草本，块根纺锤形肉质。

②茎通常单生，直立，基部带紫色，近四方形，上部绿色，具2列白色短柔毛。

③茎中下部的叶片对生，狭长披针形，茎端常4叶对生成十字排列，叶片卵状披针形至长卵形。

④花2型，均腋生，茎下部的花较小，萼片4枚，通常无花瓣，雄蕊2枚，子房卵形，柱头3裂；茎顶部的花较大，萼片5枚，花瓣5片，白色倒卵形；雄蕊10枚，花柱3裂。

⑤蒴果卵球形；种子圆肾形，黑褐色，表面生疣状突起。

生境 林下、山坡、路旁。

功效 益气健脾，生津润肺。

临床应用

①小儿食积：太子参7克，焦山楂6克，焦神曲6克，炒鸡内金6克，焦麦芽6克，六月雪6克，水煎服。

②自汗：太子参15克，黄芪10克，炒白术10克，防风10克，水煎服。

石竹

来源 石竹科植物石竹 *Dianthus chinensis* Linn. 的全草。

别名 洛阳花。

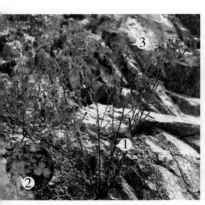

速认特点

①多年生草本，叶片线形或线状披针形，先端渐尖，基部渐狭成短鞘包围茎节；全缘，具3脉，主脉明显。

②花红色、粉红色或白色，单生或组成疏散的聚伞花序，萼下苞片4~6枚，宽卵形；萼筒圆筒形，萼齿5枚，花瓣5朵，倒三角形，边缘有不整齐的浅锯齿；雄蕊10枚，子房长圆形，花柱2枚。

③蒴果圆筒形，比宿萼长或近等长，成熟时顶端4齿裂。

④种子扁卵形，边缘有狭翅。

生境 常栽培于公园、绿地。

功效 利尿通淋，活血通经。

临床应用

①尿路感染：石竹10克，萹蓄10克，瞿麦10克，金钱草10克，车前草10克，水煎服。

②闭经：石竹10克，熟地20克，川芎10克，当归10克，红花10克，桃仁10克，炒白芍10克，水煎服。

瞿麦

来源 石竹科植物瞿麦 *Dianthus superbus* Linn. 的全草。

别名 巨麦。

速认特点

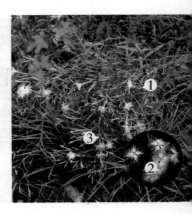

①多年生草本；叶片线形至线状披针形，先端渐尖，基部呈短鞘围抱茎节，全缘。

②花淡红色或紫红色，单生或排成稀疏的聚伞花序，萼下苞片 4~6 枚，宽卵形，萼筒圆筒形，略带紫红色晕，顶端 5 齿裂。花瓣 5 朵，倒卵形，上部再深裂成线状小裂片；雄蕊 10 枚，子房圆锥形花柱 2 枚，丝状。

③蒴果圆筒形，等长或稍长于萼筒，成熟时顶端 4 齿裂。

④种子扁圆形，黑色，边缘具宽翅。

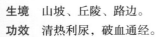

生境 山坡、丘陵、路边。

功效 清热利尿，破血通经。

临床应用

①小便不通：瞿麦 10 克，萹蓄 10 克，海金沙 10 克（包煎），金钱草 10 克，夏枯草 10 克，水煎服。

②黄疸、小便赤涩：瞿麦 20 克，茵陈 15 克，黄芩 10 克，焦栀子 10 克，大黄 5 克，木通 10 克，灯芯草 3 克，水煎服。

王不留行

来源　石竹科王不留行 *Vaccaria segetalis*（Neck.）Gracke 的成熟种子。
别名　麦蓝菜。

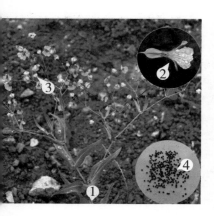

速认特点

①一年生草本；基生叶叶片长椭圆形或披针形，基部狭窄呈短柄，茎生叶叶片卵状披针形，先端急尖或渐尖，基部圆形或心形，稍抱茎。

②花淡红色或白色，排成顶生疏散的圆锥状聚伞花序；花梗中部常有二鳞状小苞片；萼筒卵圆形，具 5 条翅状突起脉棱；花瓣 5 朵，先端具不规则的小齿，雄蕊 10 枚，子房椭圆形，花柱 2 枚。

③蒴果卵形，包于宿存萼筒之内，成熟时顶端 4 齿裂。

④种子多数，黑色球形，表面密生小疣状突起。

生境　田边、路边、丘陵。
功效　活血通经，下乳消肿，利尿通淋。
临床应用

①乳汁不下：王不留行 10 克，大通草 5 克，水煎服。
②痛经：王不留行 10 克，红花 10 克，桃仁 10 克，当归 10 克，益母草 20 克，水煎服。

莲

来源 睡莲科植物莲 *Nelumbo nucifera* Gaertn. 的雄蕊、根茎节、叶或种仁。

别名 荷花。

速认特点

①多年生水生草本；地下茎肥厚，中有孔道，切断后有丝状维管束相连，节部缢缩，生有鳞片叶，幼芽和不定根。

②叶片圆形，盾状着生于有小刺的叶柄上，波状全缘，上面粉绿色，下面淡绿色，有粗大的放射状叶脉，幼时内卷。

③花红色粉色或白色，花瓣多数，常成卵圆形；先端钝，内部各轮渐小；花药线形；心皮多数，花后花托逐渐增大。

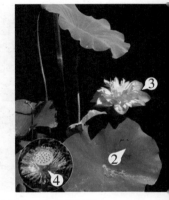

④果实（莲子）椭圆形或卵形，褐色，成熟时黑色，种子椭圆形，种皮红色或白色。

生境 池塘、水沟边。

功效 补脾养心，清暑利湿，涩肠涩精。

临床应用

①脾湿肥胖：荷叶 10 克，海藻 10 克，昆布 10 克，泽泻 10 克，生山楂 10 克，水煎服。

②肾虚遗精：莲子 20 克，莲须 10 克，覆盆子 10 克，金樱子 10 克，水煎服。

③吐血、衄血、便血、咯血：藕节炭 10 克，大蓟炭 10 克，小蓟炭 10 克，侧柏炭 10 克，蒲黄炭 10 克，生地炭 10 克，水煎服。

芡

来源 睡莲科植物的芡 *Euryale ferox* Salisb. ex Koenig et Sims 的干燥成熟种仁。

别名 鸡头米。

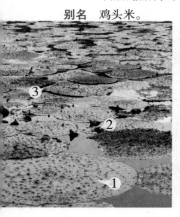

速认特点

①一年生水生草本；叶二型，初生叶沉水，叶片剑形或圆肾形，两面无刺；后生叶浮出水面，圆形或钝状心形，两面叶脉分叉处有硬刺，叶柄及花梗皆密生硬刺。

②花单生紫红色，萼片4枚，内面紫色，外面绿色，密生稍弯硬刺；花瓣多数，紫红色，向内渐变为雄蕊状，雄蕊多数，子房卵球形，柱头红色。

③浆果球形，密生硬刺。

④种子多数球形，黑色。

生境 池塘、水田、湖沼中。

功效 益肾固精，补脾止泻，除湿止带。

临床应用

①肾虚不固、遗精滑泄：芡实10克，煅龙骨20克（先煎），煅牡蛎20克（先煎），沙苑子10克，莲子10克，莲须10克，水煎服。

②脾湿困重：芡实20克，薏苡仁20克，赤小豆20克，炖服。

牡丹

来源　芍药科植物牡丹 *Paeonia suffruticosa* Andr. 的根皮。

别名　牡丹皮。

速认特点

①落叶小灌木；叶为二回三出复叶，
顶生小叶片宽卵形，小叶柄长 1.2~3.0
厘米；侧生小叶片狭卵形或斜卵形，
近无柄；总叶柄和叶轴均无毛。

②花单生枝顶，大型；苞片 5 枚，长
椭圆形，大小不等；萼片 5 枚，绿色；
花瓣 5 枚或为重瓣，白色、玫瑰色、
红紫色或粉红色；雄蕊多数，花丝紫
红色或粉红色；心皮 5 枚，密生柔毛。

③蓇葖果长圆形，密生黄褐色硬毛。

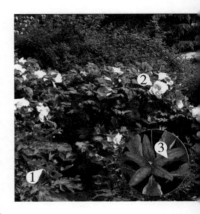

生境　山坡或栽培于田地、公园。

功效　清热凉血，活血化瘀。

临床应用

　　①肠痈：牡丹皮 10 克，大黄 5 克，桃仁 10 克，瓜蒌子
10 克，芒硝 5 克（后下），水煎服。

　　②夜热早凉、无汗骨蒸：牡丹皮 10 克，鳖甲 15 克（先
煎），生地 12 克，知母 6 克，青蒿 6 克，水煎服。

芍药

来源 芍药科植物芍药 *Paeonia lactiflora* Pall. 的去外皮的根。
别名 白芍。

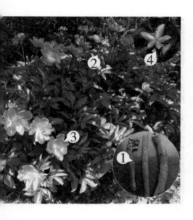

速认特点

①多年生草本；根粗壮，分枝黑褐色。
②叶互生，下部叶为二回三出复叶，上部叶为三出复叶；小叶片狭卵形、椭圆形或披针形，先端渐尖，基部楔形或偏斜；上面无毛，下面沿叶脉疏生短柔毛。
③花苞片4~5枚，披针形大小不等，萼片4枚，宽卵形或近圆形；花瓣9~13朵，白色或粉红色。雄蕊多数，花丝黄色；心皮4~5枚，无毛。
④蓇葖果卵圆状锥形，顶端具喙。

生境 山坡或栽培于庭院、公园。
攻效 养血敛阴，柔肝止痛。
临床应用

①风寒感冒：炒白芍10克，桂枝10克，炙甘草5克，生姜3片，大枣5枚，水煎服。
②肝郁气滞、脾虚血少：炒白芍18克，茯苓12克，炒白术12克，当归9克，川芎9克，泽泻12克，水煎服。

乌头

来源 毛茛科植物乌头 *Aconitum carmichaeli* Debx. 的根。

别名 草乌。

速认特点

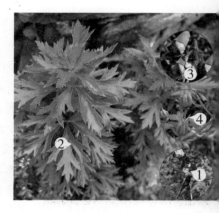

①多年生草本，块根倒圆锥形。

②叶互生，叶片薄革质或纸质，五角形，3 全裂。

③总状花序顶生；小苞片生于花梗中下部；萼片蓝紫色，上萼片 1 枚，高盔形，下萼片 2 枚；退化花瓣 2 朵，无毛，长约 1.1 厘米；雄蕊多数，心皮 3～5 枚。

④蓇葖果长 1.5～1.8 厘米。

⑤种子三棱形，两面生横膜质翅。

生境 高海拔山坡草丛或灌丛中。

功效 祛风除湿，散寒止痛。

临床应用

①跌打损伤：鲜乌头根适量，捣烂敷患处。

②风湿痹痛：制草乌（水煮 4 小时以上口尝无麻味）3 克，制川乌 3 克，独活 10 克，羌活 10 克，杜仲 10 克，秦艽 10 克，防风 10 克，乳香 10 克，没药 10 克，威灵仙 10 克，地龙 10 克，肉桂 5 克，牛膝 10 克，川芎 10 克，丹参 20 克，水煎服。

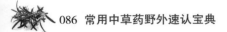

赣皖乌头

来源 毛茛科植物赣皖乌头 *Aconitum finetianum* Hand.-Mazz. 的根。

别名 大叶乌头。

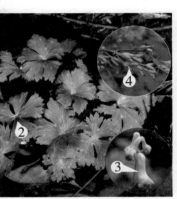

速认特点

①多年生草本，根圆柱形，有分枝。

②茎缠绕，下部叶片五角状肾形或扁圆形，掌状分裂至中部；下部叶渐变小，叶柄与叶片近等长或稍短。

③总状花序具 4~9 花；小苞片生于花梗基部或中部，线形；萼片 5 枚，白色带淡紫色；花瓣与上萼片等长，距与唇近等长或稍长；雄蕊多数，心皮 3 枚。

④菁葖果长 0.8~1.1 厘米。

⑤种子倒圆锥状三棱形，生横狭翅。

生境 高海拔山坡草丛、林下、路边。

功效 祛风除湿，散寒止痛。

临床应用

①跌打损伤：鲜赣皖乌头根适量，捣烂敷患处。

②风湿痹痛：赣皖乌头根 3 克，青风藤 10 克，中华常春藤 10 克，卫矛 10 克，扶芳藤 10 克，红楤木根皮 10 克，水煎服。

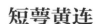

短萼黄连

来源　毛茛科植物短萼黄连 *Coptis chinensis* Franch. var. brevisepala W.T.Wang et Hsiao 的根茎及根。

别名　黄连。

速认特点

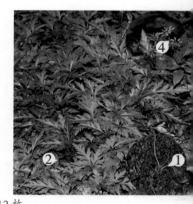

①多年生草本，根状茎黄色，有"过桥"，密生多数须根。

②叶基生，叶片坚纸质或稍带革质，卵状三角形，3 全裂，边缘生具细刺尖的锐锯齿。

③二歧或多歧聚伞花序，有花 3~8 朵，苞片披针形；萼片 5 枚，花瓣线形或线状披针形；雄蕊 12~20 枚，心皮 8~12 枚。

④骨朵果长 6~8 毫米，有细梗。

⑤种子长椭圆形，褐色。

生境　林下、溪沟边阴湿处。

功效　清热燥湿，泻火解毒。

临床应用

①痢疾：短萼黄连 3 克，十大功劳 10 克，大青根 10 克，水煎服。

②口舌生疮：短萼黄连 3 克，穿心莲 3 克，栀子 10 克，麦冬 10 克，水煎服。

天葵

来源 毛茛科植物天葵 *Semiaquilegia adoxoides*（DC.）Makino 的根。

别名 天葵子、老鼠屎。

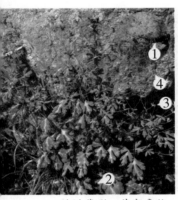

速认特点

①多年生草本，块根椭圆形或纺锤形，棕黑色。

②基生叶多数，为掌状三出复叶；小叶扇状菱形或倒卵状菱形，3深裂，边缘疏生粗齿，茎生叶较小。

③花苞片小，倒披针形至倒卵圆形，不裂或3深裂，花梗纤细；萼片白色或淡紫色，狭椭圆形；花瓣匙形，先端近截形，基部囊状；雄蕊8~14枚，心皮3~5枚。

④蓇葖果卵状长椭圆形，表面具突起的横向脉纹。

⑤种子卵状椭圆形，表面有许多小瘤状突起。

生境 路边、林下、山坡。

功效 清热解毒，利尿散结。

临床应用

①乳腺小叶增生：鲜天葵子5粒加适量酒糟，捣烂外敷。

②小儿疳积：天葵子3克，焦山楂5克，焦麦芽5克，焦神曲5克，炒鸡内金5克，水煎服。

毛茛

来源 毛茛科植物毛茛 *Ranunculus japonicus* Thunb. 的全草。

别名 五虎草。

速认特点

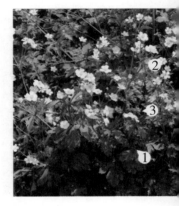

①多年生草本；基生叶为单叶，多数；叶片三角状肾圆形或五角形，基部心形或截形，掌状3深裂不达基部；边缘疏生锯齿，两面贴生柔毛；茎下部叶与基生叶相似，渐向上叶柄变短，叶片变小乃至最上部叶片线形，全缘无柄。

②聚伞花序有多数花，花梗贴生柔毛，萼片5枚，椭圆形，生白色柔毛，花瓣5朵，黄色，倒卵状圆形；雄蕊多数。

③聚合果近球形，瘦果扁平，喙短直或外弯。

生境 路边、山坡、田地边。

功效 祛湿，杀虫。

临床应用

本品有毒，不做内服，一般外用。

①风湿性关节炎：鲜毛茛全草适量，捣烂外敷。一般敷贴范围为直径5厘米圆形，敷贴1~3小时以后，局部有灼烧感即取下，2日后如起水泡，应将水泡挑破涂甲紫或碘附。

②胃痛：鲜毛茛叶洗净捣烂，取少许贴于胃俞，足三里二穴，候其发泡，挑去泡碘附消毒或任其自行吸收。

华东唐松草

来源 毛莨科植物华东唐松草 *Thalictrum fortunei* S. Moore 的根及根茎。

别名 马尾黄连。

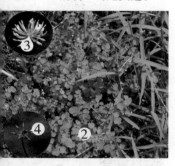

速认特点

①多年生草本；须根黄色，末端稍增粗。

②叶为 2~3 回三出复叶；顶生小叶片近圆形楔形，先端圆，基部圆形或浅心形，边缘具浅圆齿；侧生小叶片斜心形。

③花序为单歧聚伞花序圆锥状；花梗丝形，萼片白色或淡蓝紫色，倒卵形；心皮 3~6 枚，子房长圆形。

④瘦果无柄，纺锤形或长圆形；宿存花柱长 1.0~1.2 毫米，顶端通常拳卷。

生境 路边、林下、岩石上。

功效 清热解毒，利湿消肿。

临床应用

①热痢：马尾黄连 10 克，土大青根 10 克，水煎服。

②疗疖肿毒：鲜马尾黄连适量，捣烂敷患处。

单叶铁线莲

来源 毛茛科植物单叶铁线莲 *Clematis henryi* Oliv. 的根。

别名 雪里开。

速认特点

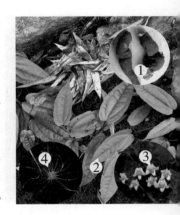

①常绿攀缘木质藤本，根细长，下部膨大成纺锤形，直径约2厘米，外面黄褐色。

②叶对生，单叶；叶片狭卵形或近披针形，先端渐尖，基部浅心形，边缘具刺尖头状浅齿，具3~5条基出脉。

③聚伞花序腋生，具1花；花钟状，萼片4枚，白色或淡黄色，卵形或长卵形；雄蕊长达1.2厘米；子房被短柔毛，花柱羽状。

④瘦果扁，狭卵形，宿存花柱长达3.5~4.5厘米。

生境 林下、路边、灌丛中。

功效 祛痰镇咳，解痉止痛，解毒消肿。

临床应用

①急、慢性支气管炎，咳嗽气喘：雪里开10克，天浆壳10克，肺形草10克，鱼腥草10克，水煎服。

②小儿高热、咽喉肿痛：雪里开5克，三叶青5克，草珊瑚5克，小春花5克，水煎服。

木通

来源 木通科植物木通 *Akebia quinata*（Thunb.）Decne. 的茎、果实。

别名 八月扎（果实）。

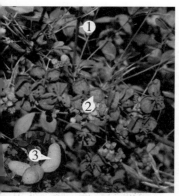

速认特点

①落叶藤本；掌状复叶，小叶 5 片，倒卵形或椭圆形，先端微凹，凹处有中脉延伸的小尖头，基部宽楔形或圆形，全缘。

②总状花序，花有细梗，雄花紫红色，雄蕊 6 枚，较小；雌花暗紫色，有退化雄蕊 6 或 9 枚。

③肉质菁葖果浆果状，椭圆形或长椭圆形，成熟时暗紫色，沿腹缝开裂，露出白瓤和黑色种子。

生境 溪沟边、灌丛中、林下、路边。

功效 清热利尿，通经活络。

临床应用

①风湿性关节炎：木通茎 10 克，红檫木根皮 10 克，红花 10 克，川芎 10 克，当归 10 克，黄芪 20 克，中华常春藤 10 克，扶芳藤 10 克，水煎服。

②小便不畅：八月扎 10 克，车前草 10 克，白茅根 10 克，海金沙根 10 克，金樱子根 10 克，金钱草 10 克，水煎服。

三叶木通

来源　木通科植物三叶木通 *Akebia trifoliata* （Thunb.） Koidz. 的根或果实。

别名　八月扎（果实）。

速认特点

①落叶藤本；掌状复叶，小叶 3 片，卵形或者宽卵形；中央小叶通常较大，先端钝圆或有凹缺，有小尖头，边缘明显的浅波状。

②总状花序；萼片近圆形，淡黄色，雄花萼片长约 3 毫米；雌花萼片较大，长 7~12 毫米，宽约 10 毫米。

③果椭圆形，成熟时淡红色，粗糙，沿腹缝开裂。

④种子黑褐色，扁圆形。

生境　溪沟边、灌丛中、林下、路边。

功效　舒筋活络，解毒利尿。

临床应用

①风湿性关节炎：三叶木通根 10 克，穿破石 10 克，红藤 20 克，鸡血藤 20 克，红花 10 克，元胡 10 克，水煎服。

②跌打损伤：鲜三叶木通根适量，捣烂外敷。

大血藤

来源 木通科植物大血藤 *Sargentodoxa cuneata*（Oliv.）Rehd.
et Wils. 的藤茎。

别名 红藤。

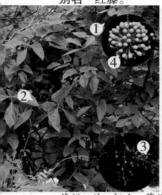

速认特点

①多年生藤本，长达 10 米；茎圆柱形，
砍断时有红色汁液流出。

②三出复叶，中央小叶长椭圆形或菱状
倒卵形，先端钝或急尖，基部楔形，侧
生小叶较大，偏斜卵形，基部两侧不对称。

③雌雄异株，雄花序长 8~15 厘米，下垂，
花梗纤细；萼片 6 枚，线状长椭圆形，黄色；
花瓣 6 片，极小，菱状圆形；雄蕊 6 枚，花丝短；内有退化的雌蕊；
雌花的萼片与花瓣同雄花，有退化雄蕊 6 枚。

④聚合果上的小浆果球形，成熟时紫黑色或蓝黑色，被白粉。

生境 溪沟边、林下、路边。

功效 祛风除湿，消瘀散结，活血止痛。

临床应用

①肠痈腹痛：大血藤 30 克，败酱草 10 克，金银花 10 克，
连翘 10 克，地丁草 10 克，水煎服。

②经闭痛经：大血藤 30 克，当归 10 克，香附 10 克，
益母草 20 克，水煎服。

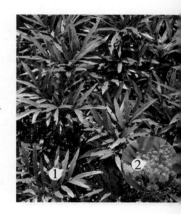

十大功劳

来源 小檗科植物十大功劳 *Mahonia fortunei* （Lindl.） Fedde 的根、茎、叶。

别名 细叶黄檗。

速认特点

①常绿灌木；一回羽状复叶，小叶5~9片，叶片长椭圆状披针形至披针形，边缘每侧具6~14个刺状锐齿。

②总状花序直立，花黄色；萼片9枚，排为3轮，每轮3片；外轮萼片小，中轮和内轮萼片等大；花瓣6片，排成2轮，与萼片相似，雄蕊6枚；雌蕊1枚，子房上位。

③浆果卵圆形至长圆形，熟时蓝黑色，外面被白粉。

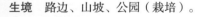

生境 路边、山坡、公园（栽培）。

功效 清热燥湿。

临床应用

①饮食不洁泻下：十大功劳根30克，水煎服。

②肝炎：十大功劳根20克，垂盆草20克，竹叶椒根10克，水煎服。

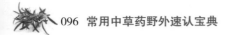
阔叶十大功劳

来源 小檗科植物阔叶十大功劳 *Mahonia bealei*（Fort.）Carr. 的根、茎。

别名 大叶黄檗。

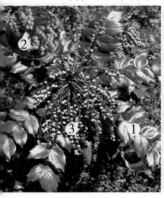

速认特点

①常绿灌木；一回奇数羽状复叶，小叶 7~19 片，厚革质；叶片卵形，侧生小叶 大小不等；自基部向上渐次增大；叶缘 每边具 2~8 个刺状锯齿，边缘反卷。

②总状花序 6~9 朵簇生，直立于小枝顶 端；萼片 9 枚，排为 3 轮，每轮 3 片， 外轮与中轮萼片稍小，内轮萼片最大； 花瓣 6 片，与外轮萼片等大；雄蕊 6 枚。

③浆果卵形或卵圆形，长约 10 毫米，熟时蓝黑色，薄被白粉。

生境 林下、路边、公园（栽培）。

功效 清热燥湿，退虚热。

临床应用

①风湿痹痛：阔叶十大功劳根 10 克，独活 10 克，牛膝 10 克， 防风 10 克，红藤 20 克，丹参 20 克，红花 10 克，水煎服。

②骨蒸潮热：阔叶大功劳根 10 克，制鳖甲 20 克（先煎）， 知母 10 克，青蒿 10 克，生地 15 克，牡丹皮 10 克，水煎服。

南天竹

来源 小檗科植物南天竹 *Nandina domestica* Thunb. 的根、果实。

别名 天竹子（果实）。

速认特点

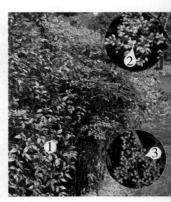

①常绿灌木；三回奇数羽状复叶，小叶革质，叶片椭圆状披针形，全缘；总叶柄基部常呈褐色鞘状抱茎。

②圆锥花序长达 20 厘米以上，花白色，萼片外轮较小，卵状三角形至披针形，内轮较大，椭圆形至椭圆状舟形；雄蕊 6 枚，花瓣状。

③浆果球形，顶端具宿存花柱，熟时红色至紫红色。

生境 山坡、路边，或栽培于公园、绿地。

功效 止咳平喘（果），通经活络（根）。

临床应用

①气管炎：天竹子 5 克，鱼腥草 10 克，天浆壳 10 克，肺形草 10 克，水煎服。

②腰肌劳损：南天竹根 10 克，杜仲 10 克，穿破石 10 克，卫矛 10 克，水煎服。

庐山小檗

来源 小檗科植物庐山小檗 *Berberis virgetorum* Schneid. 的根。

别名 黄檗。

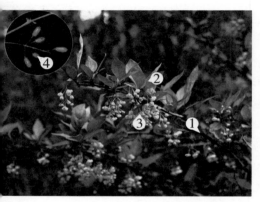

速认特点

①落叶灌木；枝略具棱脊，老枝具单刺；枝折断面鲜黄色。

②叶片长圆状菱形；先端急尖或短渐尖，基部楔形渐狭，下延成叶柄，全缘或有时略呈波状。

③花黄色，萼片 6 枚，2 轮排列，花瓣状，花瓣 6 朵，椭圆状倒卵形；雄蕊 6 枚。

④浆果长圆状椭圆形，熟时红色，无宿存花柱。

生境 路边、地边、山坡。

功效 清热解毒，祛风利湿。

临床应用

①痢疾：庐山小檗根 15 克，水煎服。

②咽喉炎：庐山小檗根 10 克，草珊瑚 10 克，三叶青 10 克，水煎服。

箭叶淫羊藿

来源 小檗科植物箭叶淫羊藿 *Epimedium sagittatum* （Sieb. et Zucc.）Maxim. 的叶、根茎。

别名 淫羊藿（叶）、仙灵脾（根茎）。

速认特点

①多年生草本，根状茎粗短结节状，质硬而多细长须根。

②茎生叶 1~3 片，3 出复叶，顶小叶片卵状披针形；先端急尖至渐尖，基部心形，两侧裂片近对称；侧生小叶片箭形，基部呈不对称心形浅裂，边缘具细刺毛状齿。

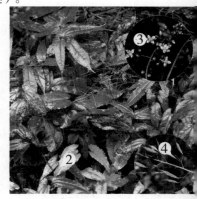

③圆锥花序顶生，多花；花两性，白色，小苞片长椭圆形，外轮萼片长圆状卵形，带紫色斑点；内轮萼片卵状三角形或卵形，白色；花瓣 4 片，与内轮萼片近等长，棕黄色，呈囊状；雄蕊 4 枚，花药紫褐色，花丝带紫红色，雌蕊 1 枚。

④蓇葖果卵圆形，顶端喙状。

⑤种子数粒，肾状长圆形，深褐色。

生境 林下、路边、山坡石缝中。

功效 补肾壮阳，祛风除湿。

临床应用

①阳痿不举：淫羊藿 10 克，肉苁蓉 10 克，锁阳 10 克，枸杞子 10 克，杜仲 10 克，仙灵脾 10 克，水煎服。

②风寒湿痹、筋骨酸痛：淫羊藿 10 克，杜仲 10 克，巴戟天 10 克，桑寄生 10 克，水煎服。

六角莲

来源 小檗科植物六角莲 *Dysosma pleiantha* （Hance）Woodson 的根茎。

别名 八角金盘。

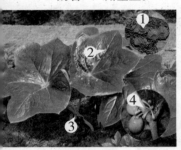

速认特点

①多年生草本，地下根状茎粗壮，呈圆形结节，外皮棕黄色，下生多数淡黄色须状根。

②茎生叶常 2 片，对生，盾状，长圆形或近圆形，边缘有针刺状细齿，8~9 条射出脉自中心直达裂片先端。

③花 5~8 朵，排成伞形花序状，生于两茎生叶柄交叉处；花两性辐射对称，花梗下垂，萼片 6 枚，早落，花瓣 6 片，紫红色或黄白色，长圆形至倒卵状椭圆形，雄蕊 6 枚，雌蕊 1 枚。

④浆果近球形至卵圆形，幼时绿色，有黑色斑点，果熟时近黑色。

生境 岩石下、林下。

功效 解毒，祛瘀，行气活血。

临床应用

①跌打损伤、筋骨扭伤：鲜六角莲根茎适量，捣烂敷患处。

②毒蛇咬伤：鲜六角莲根茎适量，鲜半边莲适量，鲜七叶一枝花适量，捣烂敷患处。

石蟾蜍

来源 防己科植物石蟾蜍 *Stephania tetrandra* S. Moore 的根。

别名 粉防己。

速认特点

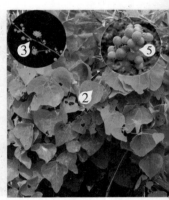

①多年生落叶缠绕藤本，块根粗大，圆柱形。

②叶片三角状广卵形，先端尖或钝，具小尖头，基部截形或心形，全缘；掌状脉5条，叶柄盾状着生。

③头状聚伞花序，再排列成总状花序；花小，黄绿色；雄花萼片3~5裂，通常4裂，花瓣4片，倒卵形，比萼片小，雄蕊4枚，合生。

④雌花萼片花瓣与雄花同数，无退化雄蕊，子房上位，花柱3枚。

⑤核果球形，成熟后红色。

生境 林下、路边、草丛、灌丛边缘。

功效 除湿利尿，祛风止痛。

临床应用

①风寒湿痹、关节疼痛：粉防己10克，附子5克，桂心5克，炒白术10克，防风10克，炙麻黄5克，威灵仙5克，水煎服。

②全身水肿、小便短少：粉防己10克，生黄芪20克，桂枝10克，茯苓20克，甘草5克，水煎服。

防己

来源 防己科植物防己 *Sinomenium acutum*（Thunb.）Rehd. et Wils. 的藤茎或根。

别名 青藤。

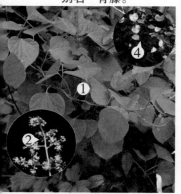

速认特点

① 多年生落叶木质藤本；叶互生，宽卵形或近圆形，先端渐尖，基部圆形、截形或近心形，全缘，基部的叶常5~7浅裂，上部的叶有时呈大小不等的3~5浅裂，基出脉5~7条。

② 圆锥花序腋生，雄花序长10~20厘米，花小淡绿色，雄花萼片6枚，淡黄色，两轮排列，内外轮各3片；花瓣6朵，三角状圆形，雄蕊8~12枚。

③ 雌花序略短，长8~18厘米，花萼、花冠同雄花相似，具退化雄蕊9枚，子房上位，心皮3枚。

④ 核果近球形，压扁，蓝黑色。

生境 路边、灌丛边缘。

功效 祛风湿，通经络。

临床应用

① 风湿性关节炎：青藤10克，白毛夏枯草10克，南天竹根10克，鱼腥草10克，水煎服。

② 瘙痒：防己鲜根适量，浸酒洗搽。

凹叶厚朴

来源　木兰科植物凹叶厚朴 *Magnolia officinalis* Rehd. et Wils. ssp. biloba（Rehd. et Wils.）Law. 的花及树皮。

别名　厚朴。

速认特点

①落叶乔木；树皮灰色，有凸起圆形皮孔。

②叶片大，长圆状倒卵形，先端凹缺成2列，基部楔形，叶下面灰绿色，有白粉，全缘；侧脉15~25对。

③花大，与叶同时开放，白色，花被片9~12枚，外轮3片淡绿色长圆状倒卵形，外有紫色斑点；其他花被片倒卵状匙形，大小不等；雄蕊多数，花丝短，红色；离生心皮雌蕊。

④聚合果长圆状卵形，基部较窄。

生境　山坡、山麓、路边。

功效：宽中理气，燥湿行滞。

临床应用

　　①热结便秘：厚朴 10 克，生大黄 5 克（后下），芒硝10 克（冲入药汁内服），枳实 10 克，水煎服。

　　②脘腹胀满、嗳气吞酸：厚朴 10 克，苍术 10 克，陈皮10 克，生甘草 5 克，水煎服。

玉兰

来源 木兰科植物玉兰 *Magnolia denudata* Desr. 的花蕾。

别名 辛夷。

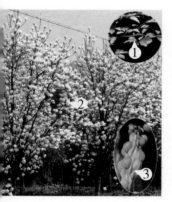

速认特点

①落叶乔木；叶片宽，倒卵形或倒卵状椭圆形，先端宽圆或平截，有一短尖头，基部楔形，全缘。

②花先叶开放，大而显著，花被片9枚，白色，长圆状倒卵形；离生雄蕊多数生于突起的花托上，离生心皮雌蕊绿色，生于雄蕊群上面。

③聚合蓇葖果不规则圆柱形，部分心皮不发育，蓇葖木质具白色皮孔。

④种子1~2颗，外种皮鲜红色，肉质。

生境 山坡或栽培于公园。

功效 发散风寒，宣通鼻窍。

临床应用

①风寒头痛：辛夷10克，川芎10克，防风10克，白芷10克，水煎服。

②风热·鼻渊·头痛：辛夷10克，白菊花10克，连翘10克，黄芩10克，薄荷5克，炒苍耳子10克，水煎服。

南五味子

来源 五味子科植物南五味子 *Kadsura longipedunculata* Finet et Gagnep. 的根或根皮。

别名 紫金皮（根皮）、大活血（根）。

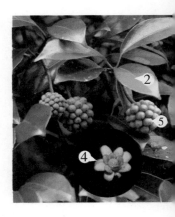

速认特点

①常绿藤本；根粗壮，鲜时根皮红色，干燥后根皮紫红褐色。

②叶片革质或近革质，椭圆形或椭圆状披针形，先端渐尖，基部楔形，边缘有疏齿。

③花单性，雌雄异株，单生叶腋，淡黄色或白色；雌雄花花被片相似，8~17 片，雄蕊 30~70 枚。

④雌花雌蕊群椭圆形，心皮 40~60 枚。

⑤聚合果球形，熟时深红色至暗紫色。

生境 林下、路边、溪沟边。

功效 舒筋活络，消积解毒。

临床应用

①预防中暑：紫金皮适量，泡茶饮。

②跌打损伤：鲜大活血适量，鲜茜草根适量，鲜蛇葡萄根适量，鲜牛膝根适量，鲜薄叶润楠根皮适量，捣烂打成药饼，敷患处。

华中五味子

来源 五位子科植物华中五味子 *Schisandra sphenanthera* Rehd. et Wils. 的果实、根。

别名 南五味子（果实）。

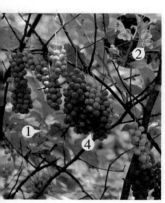

速认特点

①落叶藤本；叶片薄纸质，椭圆状卵形、宽卵形或倒卵状长椭圆形，先端渐尖或短尖，基部楔形至圆形；叶柄具极窄的翅。

②花单性，雌雄异株，橙黄色，花被片 5~9 枚，2~3 轮，雄花有雄蕊 10~15 枚。

③雌花雌蕊群近球形。

④果时花托延长排成穗状的聚合果，红色；种子椭圆形，种皮光滑。

生境 溪沟边、林下、灌丛缘。

功效 舒筋活络，敛肺滋肾，宁心安神。

临床应用

①肺肾两虚喘咳：南五味子 10 克，熟地黄 20 克，山茱萸 10 克，山药 15 克，泽泻 10 克，牡丹皮 10 克，茯苓 10 克，水煎服。

②心悸、失眠、多梦：南五味子 10 克，生地 20 克，丹参 30 克，酸枣仁 10 克，水煎服。

披针叶茴香

来源 木兰科植物披针叶茴香 *Illicium lanceolatum* A.C.Smith 的树皮或根皮。

别名 山木蟹。

速认特点

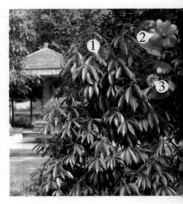

①常绿小乔木；叶片革质，倒披针形、披针形或椭圆状倒披针形，全缘；先端尾尖或渐尖，基部窄楔形。

②花腋生或近顶生，花被片 10~15 枚，轮状着生，外轮 3 片绿色，其余的红色，大小不等。雄蕊 6~11 枚，心皮 10~13 枚，柱头淡红色。

③聚合果有蓇葖 10~13 个，蓇葖先端有长而弯曲的尖头。

生境 路边、山坡，或栽培于绿地。

功效 舒筋活血，散瘀止痛。

临床应用

　　①筋骨挫伤、骨折：鲜披针叶茴香根皮适量，捣烂与白酒少量同敷患处。

　　②风湿痹痛：披针叶茴香根皮 3 克，红藤 20 克，清风藤 10 克，卫矛 10 克，中华常春藤 10 克，水煎服。

樟树

来源 樟科植物樟树 *Cinnamomum camphora* （Linn.） Presl 的
树皮或茎枝蒸馏提取物（樟脑）。

别名 香樟。

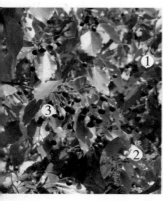

速认特点

①常绿乔木；叶互生，叶片卵形或卵状
椭圆形，先端急尖，基部宽楔形至近圆形，
边缘呈微波状起伏，离基三出脉。

②圆锥花序生于当年生枝叶腋，花常淡
黄绿色；花两性，花被片6枚，发育雄
蕊常9枚，排成3轮。

③果近球形，熟时紫黑色。

生境 山麓、溪谷两岸、村庄，或栽培于绿地。

功效 行气止痛，解毒止痒。

临床应用

①痢疾腹痛：樟树皮10克，马尾黄连5克，大青根10克，
水煎服。

②漆树过敏、皮肤瘙痒：樟树皮30克，油茶树皮30克，
板栗树皮30克，煎汤外洗。

细叶香桂

来源　樟科植物细叶香桂 *Cinnamomum subavenium* Miq. 的树皮和根皮。

别名　桂皮。

速认特点

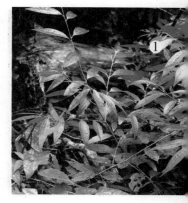

①乔木，叶互生或近对生，革质，叶片椭圆形、卵状椭圆形至卵状披针形；叶片上下两面幼时密被短柔毛，后变稀疏或无毛；三出脉。

②圆锥花序腋生，密被黄色绢状短柔毛；花淡黄色，花被片6枚，近椭圆形，两面密被黄色短柔毛；雄蕊常9枚，排成3轮。

③果椭圆形，熟时蓝黑色，果托杯状，边缘全缘。

生境　山坡、溪谷。

功效　驱寒镇痛，行气健胃。

临床应用

①胃寒冷痛：桂皮10克，生姜10克，红糖20克，水煎服。

②暑热腹痛：桂皮5克，金银花10克，苦爹菜10克，隔山香10克，水煎服。

山鸡椒

来源　樟科植物山鸡椒 *Litsea cubeba* (Lour.) Pers. 的果实和根。

别名　山苍子、荜澄茄（果实）。

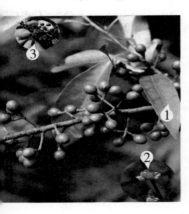

速认特点

①落叶小乔木；枝叶揉碎散发浓郁芳香味，叶互生，叶片披针形或长圆状披针形，先端渐尖，基部楔形。

②伞形花序单生或簇生，总苞片 4 枚，近膜质，每花序具花 4~6 朵；花黄白色，花被片 6 枚，宽卵形至椭圆形；雌花较小。

③果近球形，熟时紫黑色。

生境　山坡、丘陵、林缘灌丛中。

功效　温中散寒，理气止痛，祛湿止呕。

临床应用

①风寒感冒：山鸡椒茎叶 10 克，紫苏 10 克，生姜 5 克，红糖 20 克，水煎服。

②胃寒冷痛：荜澄茄 10 克，生姜 10 克，红糖 20 克，水煎服。

乌药

来源 樟科植物乌药 *Lindera aggregata*（Sims）Kosterm. 的根。

别名 天台乌药。

速认特点

①常绿灌木至小乔木，根膨大如纺锤形或不膨大。

②叶互生，革质，叶片卵形、卵圆形至近圆形，先端长渐尖至尾尖，基部圆形至宽楔形，上面绿色有光泽，下面灰白色，幼时密被灰黄色柔毛，后渐脱落；三出脉。

③伞形花序着生于两年生枝叶腋；雄花较雌花大，花被片外被白色柔毛，黄绿色，雄蕊9枚。

④雌花具退化雄蕊9枚，线形，雌蕊椭圆形被短柔毛。

⑤果卵形至椭圆形，熟时黑色。

生境 林下、山坡、丘陵灌丛中。

功效 温中散寒，理气止痛。

临床应用

　　①遗尿：乌药10克，山药10克，益智仁10克，水煎服。

　　②寒疝腹痛：乌药10克，小茴香10克，青皮10克，高良姜10克，荔枝核10克，水煎服。

血水草

来源 罂粟科植物血水草 *Eomecon chionantha* Hance 的全草。

别名 马蹄莲。

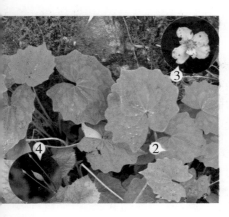

速认特点

①多年生草本,含黄色汁液,根状茎葡萄状短粗。

②单叶,基生,通常 2~4 枚,叶片卵状心形,先端急尖,基部深凹,边缘宽波状;叶上面绿色,下面有白粉;基出脉 5~7 条。

③聚伞花序伞房状,具花 3~5 朵,苞片狭卵形,萼片 2 枚,下部合生,船形,早落;花瓣白色,4 枚,倒卵形;雄蕊多数,子房卵形,顶端 2 裂。

④蒴果长椭圆形,顶端稍狭。

生境 山坡、路边、林缘。

功效 清热解毒,活血止血。

临床应用

①劳伤腰痛:血水草 10 克,杜仲 10 克,穿破石 10 克,卫矛 10 克,中华常春藤 10 克,水煎服。

②毒蛇咬伤:鲜血水草适量,鲜独蒜兰适量,鲜崖花海桐适量,捣烂外敷患处。

罂粟

来源 罂粟科植物罂粟 *Papaver somniferum* Linn. 的果壳。

别名 乌烟、米壳。

速认特点

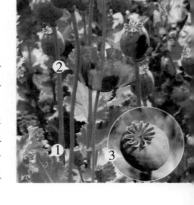

①一年生草本；叶片长圆形或长卵形，先端渐尖，基部心形，边缘具不整齐的缺刻状浅裂或具粗锯齿；基生叶具短柄，茎生叶无柄，基部抱茎。

②花单生于茎顶，萼片 2 枚，卵状长圆形，早落；花瓣红色、粉红色至红色或白色，4 枚，全缘；雄蕊多数，子房球形，柱头盘状，具 7~15 条辐射状分枝。

③蒴果长椭圆形，孔裂。

④种子细小，银灰色，肾形，表面具网纹。

生境 常零星栽培于地边，房前屋后。

功效 涩肠止泻，敛肺止咳，止痛。

临床应用

①久泻、久痢：罂粟壳（醋炒）6 克，乌梅 10 克，诃子 10 克，水煎服。

②胃痛、腹痛：罂粟壳（醋炒）6 克，桂枝 9 克，甘草 6 克，大枣 6 枚，芍药 18 克，生姜 9 克，水煎取汁，兑入饴糖 30 克，分 2 次温服。

伏生紫堇

来源 罂粟科植物伏生紫堇 *Corydalis decumbens*（Thunb.）Pers. 的块茎。

别名 夏天无。

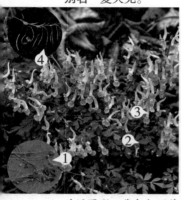

速认特点

①二年生草本，块茎灰褐色，不规则球形或椭圆柱体形。

②基生叶 1~2 枚，叶片近正三角形，二回三出全裂，末回裂片倒卵形；茎生叶 2 枚，稀 3 枚，生于茎的中部或上部，较小，叶片下面苍白色。

③总状花序有花 5~8 朵，苞片卵形或狭卵形，全缘；萼片早落；花瓣红色或红紫色；上花瓣连距长 1.5~1.8 厘米，瓣片近圆形，背部与下花瓣背部均具鸡冠状突起，距圆筒形。

④蒴果线形，长 1.2~2.0 厘米，种子亮黑色或深褐色，扁球形表面具网状和疏散分布的乳头状附属物。

生境 路边、山坡、田边。

功效 祛风除湿，舒筋活络，行血止痛。

临床应用

①关节肿痛，屈伸不利：夏天无 10 克，制乳香 10 克，豨莶草 10 克，蕲蛇肉 10 克，羌活 10 克，独活 10 克，威灵仙 10 克，丹参 30 克，鸡屎藤 10 克，怀牛膝 10 克，当归 15 克，水煎服。

②高血压：夏天无 6 克，夏枯草 10 克，钩藤 10 克（后下），水煎服。

延胡索

来源 罂粟科植物延胡索 *Corydalis yanhusuo* W.T. Wang ex Z.Y.Su et C.Y.Wu 的块茎。

别名 元胡。

速认特点

①多年生草本，块茎不规则扁球状，顶端略下凹，外面褐黄色，内面黄色。

②茎生叶 2~3 枚，具长柄，叶片宽三角形，二回三出全裂，裂片全缘或边缘锯齿先端有大小不等的缺刻。

③总状花序顶生，具花 5~10 朵；苞片掌状细裂，萼片 2 枚，极小，早落；花瓣紫红色，上花瓣瓣片边缘锯齿，背面有鸡冠状突起，距圆筒形，下花瓣瓣片与上花瓣相似，先端内面暗紫色；子房线形，柱头扁圆形，具 8 粒小瘤状突起。

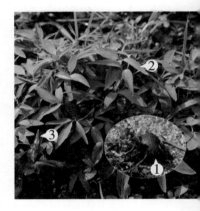

④蒴果线形，种子亮黑色，卵球形，具白色种阜，表面具不明显网纹。

生境 路边、山坡，或栽培于田地。

功效 活血，行气，止痛。

临床应用

①胃痛：制元胡 10 克，炒白术 10 克，炒枳实 10 克，炒白芍 10 克，水煎服。

②肝郁气滞、胁肋胀痛：制元胡 10 克，柴胡 10 克，郁金 10 克，当归 15 克，炒白芍 10 克，炒白术 10 克，茯苓 12 克，炙甘草 6 克，薄荷 5 克（后下），生姜 5 克，水煎服。

小花黄堇

来源　罂粟科植物小花黄堇 *Corydalis racemosa*（Thunb.）Pers. 的全草。

别名　茅坑草。

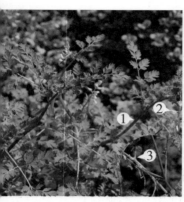

速认特点

①一年生草本；叶基生与茎生，基生叶具长柄，叶片三角形，二或三回羽状全裂。

②总状花序具花 3~12 朵，苞片狭披针形或线形；萼片小，狭卵形；花瓣淡黄色；上花瓣瓣片先端钝，与下花瓣背部均稍隆起，距囊状，末端圆形；子房线形，柱头椭圆形。

③蒴果线形。

④种子黑色扁球形，表面密生小圆锥状突起。

生境　路边、田地边、石缝中。

功效　清热利湿，止痢止血。

临床应用

①疮毒肿痛：鲜小花黄堇全草适量，捣烂敷患处。

②小儿腹泻：小花黄堇 10 克，黄毛耳草 10 克，地锦草 10 克，水煎服。

菘蓝

来源　十字花科植物菘蓝 *Isatis indigotica* Fortune 的叶或根。

别名　板蓝根（根）、大青叶（叶）。

速认特点

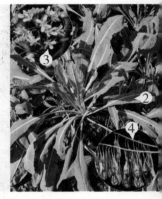

①二年生草本；主根肥厚，长圆柱形或近圆锥形，较少分枝，表面灰黄色。

②基生叶莲座状，叶片长圆形至宽倒披针形，先端钝尖，基部渐狭，全缘或稍具浅波状齿，淡粉灰色，具柄；茎中部叶片长椭圆形或长圆状披针形，基部垂耳圆形或箭形，近全缘，蓝绿色；茎上部叶渐小，全缘。

③总状花序顶生和腋生，在枝顶形成圆锥状；萼片4枚，淡黄色，长圆形或宽卵形，花瓣4朵，黄色，长圆状倒卵形，先端近平截，基部楔形；雄蕊6枚，4强；子房近圆柱形。

④短角果扁平，近长圆形，边缘具膜质翅，有一明显中脉，不开裂；有种子1粒，长圆形。

生境　常栽培于田地中，或逸出野生于路边。

功效　清热解毒，凉血利咽。

临床应用

　　①外感风热头痛、喉痛：板蓝根 10 克，金银花 10 克，连翘 10 克，荆芥 5 克（后下），薄荷 5 克（后下），水煎服。

　　②疔腮喉痹、口舌生疮：大青叶 10 克，玄参 10 克，山豆根 5 克，黄连 5 克，水煎服。

北美独行菜

来源 十字花科植物北美独行菜 *Lepidium virginicum* Linn. 的成熟种子。

别名 葶苈子。

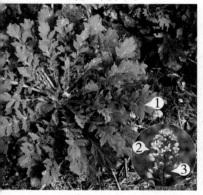

速认特点

①二年生草本；基生叶叶片狭匙形或倒披针形，先端急尖，基部渐狭，边缘有稀疏缺刻状锯齿或羽状浅裂至深裂；茎生叶叶片披针形或长圆形，向上渐狭至线形，边缘具疏齿或全缘。

②总状花序顶生，花小，萼片白色近卵形；花瓣无或退化成丝状，长为萼片的一半，雄蕊2或4枚；子房宽卵形，压扁，柱头扁圆形。

③短角果扁平，宽卵形或椭圆形，先端微凹，果瓣上部具狭翅。

④种子黄褐色，椭圆状卵形，近平滑。

生境 路边、田边、荒野。

功效 泄肺平喘，利水消肿。

临床应用

①痰涎壅盛、咳喘不得平卧：葶苈子10克（包煎），大枣6枚，苏子10克，桑白皮10克，杏仁10克，水煎服。

②结胸症之胸胁积水：葶苈子10克（包煎），杏仁10克，大黄10克（后下），芒硝10克，水煎服。

注：同科植物播娘蒿种子亦可作葶苈子药用。

蔊菜

来源 十字花科植物蔊菜 *Roeippa indica*（Linn.）Hiern 的全草。

别名 野油菜。

速认特点

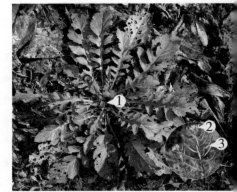

①一年或二年生草本；基生叶和茎下部叶叶片大头状羽裂；茎上部叶向上渐小，叶片长圆形或匙形，多不分裂，边缘具疏齿，基部有短叶柄或稍耳状抱茎。

②总状花序顶生或腋生，花小，萼片 4 枚，卵状长圆形，花瓣 4 朵，黄色，匙形，与萼片近等长；雄蕊 6 枚，花药长戟形。

③长角果线状、圆柱形或长圆状棒形，有多数种子。

生境 路旁、田边、屋角、荒地。

功效 清热解毒，止咳消肿。

临床应用

①咽喉肿痛、咳嗽：蔊菜 15 克，鱼腥草 10 克，天浆壳 10 克，水煎服。

②疔疮肿毒：鲜蔊菜适量，紫花地丁适量，捣烂外敷。

费菜

来源 景天科植物费菜 *Sedum aizoon* Linn. 的全草。

别名 景天三七。

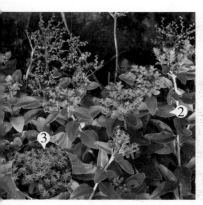

速认特点

①多年生草本，根状茎粗壮，块状，近木质化。

②叶互生，肉质，叶片宽卵形、披针形或倒卵状披针形；先端钝尖，基部楔形，边缘有不整齐的锯齿或近全缘；聚伞花序顶生，花多数密集；萼片肉质，5枚，线形；花瓣黄色，5片，长圆形或卵状披针形，雄蕊10枚，心皮5枚，基部合生，腹面有囊状突起。

③菁葖果呈星芒状，种子长圆形，边缘具狭翅。

生境 路边、山坡、园坎。

功效 活血止血，消肿散瘀。

临床应用

①跌打损伤、痈肿：鲜费菜全草适量，捣烂外敷。

②咳血、吐血、衄血、便血：鲜费菜30克，紫珠叶20克，檵木叶20克，水煎服。

垂盆草

来源　景天科植物垂盆草 *Sedum sarmentosum* Bunge 的全草。

别名　佛指甲。

速认特点

①多年生草本；叶3枚轮生，叶片
倒披针形至长圆形，先端尖，基部
渐狭。

②聚伞花序顶生，有3~5分枝，苞
片叶状较小，萼片5枚，宽披针形；
花瓣黄色，5枚，披针形至长圆形；
雄蕊10枚，心皮5枚，长圆形，基
部合生。

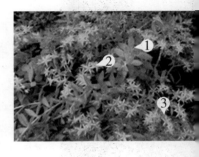

③菁葖果星芒状，种子细小卵球形，表面有乳头状突起。

生境　路边、山坡、沟边、石隙。

功效　利湿退黄，清热解毒。

临床应用

　　①湿热黄疸：垂盆草30克，郁金10克，茵陈蒿20克，

　　金钱草20克，水煎服。

　　②单纯性谷丙转氨酶（GPT）升高：垂盆草30克，水煎服。

落新妇

来源 毛茛科植物落新妇 *Astilbe chinensis*（Maxim.）Maxim. ex Franch. et Sav. 的根茎。

别名 红毛三七。

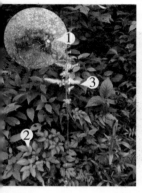

速认特点

①多年生草本，根状茎粗大，暗褐色。

②基生叶为2~3回三出复叶，小叶片卵状长圆形、菱状卵形或卵形，顶生者较侧生者大，先端通常短渐尖至急尖，基部圆形、宽楔形或微心形，边缘有重锯齿；茎生叶2~3枚，比基生叶小。

③圆锥花序花密集；总花梗密被褐色卷曲长柔毛，苞片卵形，花小型，萼片5枚，卵形，边缘具腺毛；花瓣紫红色，5枚，线形；雄蕊10枚，花药紫色，心皮2枚。

④菁葖果长约3毫米；种子褐色，细纺锤形。

生境 林下、路边、溪沟边。

功效 活血祛瘀，消肿止痛，祛风除湿。

临床应用

①跌打损伤：鲜落新妇根茎适量，鲜连钱草适量，鲜接骨草适量，捣烂外敷。

②咯血：落新妇根茎粉3克，三七粉2克，吞服，日服3次。

大叶金腰

来源 虎耳草毛茛科植物大叶金腰 *Chrysosplenium macrophyllum* Oliv. 的全草。

别名 马耳朵草。

速认特点

①多年生草本；具匍匐生长的不育茎；不育茎具多数互生的匙形或菱形小叶，顶端3~4枚，叶片稍大而密集，长圆形或倒卵状长圆形。

②基生叶肥厚，近肉质，倒卵形或宽倒卵形，先端钝圆，基部楔形，略下延，边缘有不明显微波状浅齿或近全缘；茎生叶小，匙形。

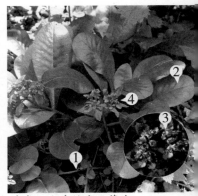

③聚伞花序顶生，苞叶卵形或狭卵形，中部以上有钝齿；萼片，白色或淡黄色，4枚，近卵形；雄蕊8枚，子房半下位，花柱2枚。

④蒴果2裂，裂瓣水平状叉开，果喙长3~4毫米，种子小，宽卵形，有微小的乳头状突起。

生境 岩下、路边、溪沟边。

功效 清热止咳，消肿止带。

临床应用

①小儿惊风：大叶金腰5克，三叶青5克，小春花5克，水煎服。

②妇女带下：大叶金腰10克，椿根皮10克，白鸡冠花10克，金樱子根10克，白果肉8枚，水煎服。

虎耳草

来源　虎耳草科植物虎耳草 *Saxifraga stolonifera* Meerb. 的全草。

别名　石罗叶。

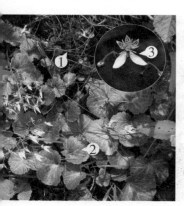

速认特点

①多年生草本，匍匐茎细长，分枝，紫红色。

②叶通常数枚至十余枚基生，叶片肉质，圆形或肾形，基部心形或截形，上面绿色，常具白色或淡绿色斑纹，下面紫红色，边缘浅裂并具不规则浅牙齿。

③花序疏圆锥状，苞片披针形；萼片5枚，卵形，花瓣白色，5枚，上方3枚小，有黄色及紫红色斑点，卵形，下方2枚大，无斑纹，披针形；雄蕊10枚。

④蒴果宽卵形，顶端呈喙状2深裂，种子卵形具瘤状突起。

生境　岩石上、阴湿林下、溪谷边。

功效　清热解毒，凉血消肿。

临床应用

①中耳炎：鲜虎耳草适量，加少许盐，捣烂取汁滴耳。

②阴囊肿毒、皮肤湿疹：虎耳草适量，煎水外洗。

钻地风

来源 虎耳草科植物钻地风 *Schizophragma integrifolium*（Franch.）Oliv. 的藤茎和根。

别名 钻地风。

速认特点

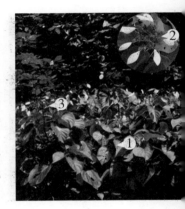

①落叶木质藤本；叶对生，叶片宽倒卵形或近圆形，先端渐尖或镰形，基部圆形、宽楔形或稍浅心形，边缘除基部外具粗锯齿。

②伞房状聚伞花序顶生；花二型：放射花萼片白色，宽卵形，先端钝；孕性花小，萼裂片 5 枚，短三角形；雄蕊 10 枚；子房顶端平坦，被厚大的花盘所覆盖。

③蒴果倒圆锥形，具纵棱。

生境 岩石上、路边、山坡。

功效 舒筋活络，祛风活血。

临床应用

①四肢关节酸痛：钻地风 15 克，牛膝 10 克，川芎 10 克，桂枝 9 克，防风 10 克，独活 9 克，水煎服。

②风湿脚气：钻地风 15 克，炒白术 10 克，独活 9 克，川牛膝 10 克，木瓜 10 克，当归 10 克，炒白芍 10 克，生地黄 15 克，知母 10 克，水煎服。

崖花海桐

来源 海桐科植物崖花海桐 *Pittosporum illicioides* Makino 的根。

别名 崖花子、海金子。

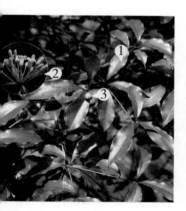

速认特点

①常绿灌木；叶互生，常簇生于枝顶呈假轮生状；叶片薄革质，倒卵状披针形或倒披针形；先端渐尖，基部狭楔形，边缘平展或略皱折呈微波状。

②伞形花序顶生，有花 1~12 朵；苞片细小，早落，萼片 5 枚，卵形，基部联合，花瓣淡黄色，5 枚，基部联合，长匙形；雄蕊 5 枚，雌蕊由 3 枚心皮组成，子房上位，长卵形。

③蒴果近圆球形，有纵沟 3 条，3 瓣裂开，种子红色，长约 3 毫米。

生境 溪沟边、岩石旁、山坡。

功效 活血祛瘀，接骨消肿，祛风通络。

临床应用

①毒蛇咬伤：崖花海桐鲜根适量，独蒜兰叶适量，半边莲适量，捣烂外敷；同时，崖花海桐种子 10 克，小槐花根 20 克，水煎内服。

②跌打损伤、骨折：崖花海桐鲜根适量，鲜光叶马鞍树枝叶适量，鲜佩兰适量，鲜蛇葡萄根适量，捣烂外敷。

枫香树

来源 金缕梅科植物枫香树 *Liquidanber formosana* Hance 的果
实或树脂。

别名 路路通（果实）、白胶香（树脂）。

速认特点

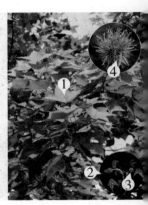

①落叶大乔木；叶片纸质，宽卵形，掌状 3 裂，
先端尾状渐尖，基部心形或平截，边缘有腺
锯齿；托叶线形，早落。

②雄短穗状花序常多个排成总状，雄蕊多数
花丝不等长。

③雌头状花序有花 24~43 朵，总花梗长 3~6
厘米，萼齿 4~7 枚，针形；子房半下位，藏
在头状花序轴内，花柱 2 枚。

④头状果序球形，蒴果木质，有宿存花柱及
刺状萼齿；种子褐色有光泽，多角形或有狭翅。

生境 路边、山坡。

功效 祛风活络，活血止痛。

临床应用

①胃痛：白胶香碾细末，每服 6 克，温开水冲服。

②瘿瘤、瘰疬、乳核：白胶香 56 克、制草乌 56 克、五灵脂
56 克、地龙 56 克、制木鳖 56 克、没药 28 克、归身 28 克、
乳香 28 克、麝香 11 克、墨炭 4.5 克，以上药材研细末混匀，
以糯米粉 45 克为厚糊泛丸，每丸如芡实大，重约 0.6 克，
晒干忌烘。成人每服取 1 丸，温黄酒送服，每日 2 次。

檵木

来源 金缕梅科植物檵木 *Loropetalum chinensis* （R.Br.）Oliv.
的叶、花、根。

别名 坚漆柴。

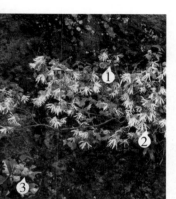

速认特点

①灌木或小乔木；叶片革质，卵形，
先端锐尖或钝，基部宽楔形或近圆形，
多少偏斜，全缘；上面粗糙，下面有
星状柔毛。

②花两性，3~8朵簇生，苞片线形，
萼筒杯状，外面有星状毛，萼齿卵形；
花瓣4朵，白色带状；雄蕊4枚；子房半下位，花柱极短。

③蒴果卵球形，被黄褐色星状柔毛；宿存的萼筒长为蒴果的
2/3；种子亮黑色，卵球形。

生境 向阳山坡、路边、灌木丛中。

功效 清热止血，通络止痛。

临床应用

①外伤出血：外用鲜叶适量，捣烂敷患处。

②鼻衄、咳血、便血：檵木花10克，紫珠叶10克，龙
芽草20克，水煎服。

杜仲

来源： 杜仲科植物杜仲 *Eucommia ulmoides* Oliv. 的树皮或者枝皮。

别名 胶木。

速认特点

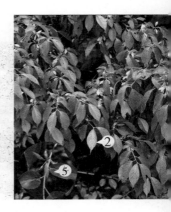

①落叶乔木；树皮灰褐色，内含橡胶，折断有白色细丝相连。

②叶片椭圆状卵形，先端渐尖，基部宽楔形或近圆形，边缘有细锯齿；叶片拉断亦有橡胶丝。

③花单性异株，雄花簇生，苞片倒卵状匙形，雄蕊5~10枚。

④雌花单生，苞片倒卵形，子房无毛，顶端2裂。

⑤具翅小坚果扁平，长椭圆形；种子扁平，线形。

生境 山坡、公园或栽种于房前屋后。

功效 补肝肾，强筋骨，安胎。

临床应用

①肝肾不足、腰膝酸痛：盐炒杜仲10克，补骨脂10克，胡桃肉10克，炖猪腰子1只，吃肉服汤。

②阳痿、尿频：盐炒杜仲15克，山茱萸12克，菟丝子10克，覆盆子10克，肉苁蓉10克，锁阳10克，水煎服。

野山楂

来源 蔷薇科植物野山楂 *Crataegus cuneata* Sieb. et Zucc. 的成熟果实或根。

别名 野麻楂。

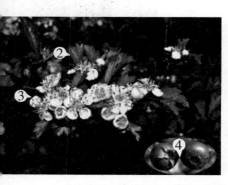

速认特点

①落叶灌木；常具细刺，一年生枝紫褐色，老枝灰褐色，散生长圆形皮孔。

②叶片宽，倒卵形至倒卵状长圆形，先端急尖，基部楔形，下延至叶柄边缘，有不规则重锯齿，先端常 3 浅裂；托叶草质，大型镰刀状，边缘有齿。

③总花梗和花梗均被柔毛，苞片披针形；萼筒钟形，萼片三角状卵形，花瓣白色近圆形或倒卵形，雄蕊 20 枚，花药红色；花柱 4~5 枚。

④果实熟时红色或黄色，近球形或扁球形；常具反折宿存萼片，小核 4~5 粒，内面两侧平滑。

生境 山坡、路边、丘陵。

功效 消食化积，行气散瘀。

临床应用

①小儿疳积：野山楂根 10 克，六月雪 10 克，炒鸡内金 10 克，水煎服。

②肥胖、血脂高：野山楂果实 10 克，泽泻 10 克，海藻 10 克，昆布 10 克，决明子 10 克，水煎服。

枇杷

来源 蔷薇科植物枇杷 *Eriobotrya japonica* (Thunb.) Lindl. 的叶或成熟果实。

别名 芦橘。

速认特点

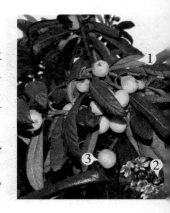

①常绿小乔木；叶片革质，披针形、倒披针形、倒卵形或椭圆状长圆形，先端急尖或渐尖，基部楔形或渐狭，上部边缘有疏齿，下部全缘；叶下面密被灰棕色绒毛；托叶钻形，有毛。

②圆锥花序顶生，具多数花；总花梗和花梗密被锈色绒毛，苞片钻形，密生锈色绒毛；萼筒浅杯状，萼片三角状卵形，均被锈色绒毛；雄蕊 20 枚，子房顶端有锈色柔毛，5 室，每室有二胚珠，花柱 5 枚，离生。

③果实黄色或橘黄色，球形长圆形或扁圆形，有锈色柔毛，后脱落，有 1~5 粒种子；种子大，褐色，光亮，球形或扁球形。

生境 山坡、路边或栽种于房前屋后。

功效 清肺化痰止咳，降逆止呕。

临床应用

①肺热咳嗽：炙枇杷叶 10 克，炙款冬花 10 克，炙紫菀 10 克，前胡 10 克，水煎服。

②久咳、干咳：枇杷果实 3 个（去皮不去籽），土蜂蜜 3 调匙，置炖盅中隔水炖 1 小时以上有杏仁香气溢出时，食枇杷肉服汤。

贴梗海棠

来源 蔷薇科植物贴梗海棠 *Chaenomeles specilsa* （Sweet） Nakai 的成熟果实。

别名 木瓜。

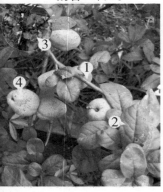

速认特点

①落叶灌木；小枝紫褐色或黑褐色，有刺。

②叶片卵形至椭圆形，先端急尖，基部楔形至宽楔形，边缘具尖锐锯齿；嫩枝托叶大形，肾形或半圆形，边缘有尖锐重锯齿。

③花先叶开放，3~5朵簇生于二年生枝上；萼筒钟形，萼片直立，半圆形，先端圆钝，有黄褐色睫毛；花瓣猩红色、淡红色或白色，倒卵形或近圆形，雄蕊45~50枚，花柱5枚，基部合生，柱头头状。

④果实黄色或带黄绿色，球形或卵球形，有稀疏不明显斑点，具芳香气味，萼片脱落；果梗短或近无梗。

生境 山坡、丘陵、公园。

功效 舒筋活络，除湿和胃。

临床应用

①吐泻转筋：木瓜 15 克，吴茱萸 3 克，小茴香 6 克，炙甘草 5 克，生姜 3 片，紫苏叶 5 克，水煎服。

②筋急项强、不可转侧：木瓜 15 克，制乳香 8 克，制没药 8 克，生地黄 15 克，黄酒 25 毫升，水煎服。

翻白草

来源 蔷薇科植物翻白草 *Potentilla discolor* Bunge 的全草或根。

别名 鸡腿根。

速认特点

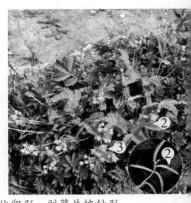

① 多年生草本；根粗壮肥厚，呈纺锤形。

② 基生羽状复叶，有小叶 5~9（少数有 11）枚；托叶膜质，褐色；小叶片长圆形或长圆状披针形，边缘具圆盾粗锯齿；上面绿色，下面密被白色或灰白色绵毛；茎生叶有小叶 3 枚，托叶草质，绿色。

③ 聚伞花序花数朵至多数；萼片三角状卵形，副萼片披针形，外面被白色绵毛；花瓣黄色倒卵形，先端微凹或圆钝。

④ 瘦果近肾形，光滑。

生境 路边、山坡、田边。

功效 清热解毒，凉血止血，软坚消结。

临床应用

①糖尿病：翻白草 10 克，柿树叶 10 克，水煎服。

②痢疾：翻白草 10 克，铁苋菜 10 克，水煎服。

金樱子

来源 蔷薇科植物金樱子 *Rosa laevigata* Michx 的成熟果实或根。

别名 糖罐。

速认特点

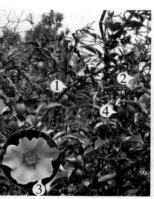

①常绿攀缘灌木；小枝粗壮，散生扁弯皮刺。

②复叶有小叶 3 枚，叶轴有皮刺和腺毛，托叶离生或基部与叶柄合生，披针形；小叶片革质，椭圆状卵形、倒卵形或披针状卵形，边缘有锐锯齿，上面亮绿色，下面黄绿色，小叶柄有皮刺和腺毛。

③花单生于叶腋，直径 5~7 厘米；花梗密被腺毛，随果实成长变为针刺；萼筒密被腺毛后变为针刺，萼片卵状披针形，边缘羽状浅裂或全裂，常有刺毛和腺毛；花瓣白色，宽倒卵形，雄蕊多数，心皮多数，花柱离生。

④果熟时紫褐色，梨形或倒卵形，外面密被针刺；果梗密被针刺，萼片宿存。

生境 溪边、路边、向阳山坡灌丛中。

功效 固精缩尿，涩肠止泻。

临床应用

①遗精、滑精：金樱子 10 克，芡实 10 克，沙苑子 10 克，莲子 10 克，莲须 5 克，煅龙骨 20 克（先煎），煅牡蛎 20 克（先煎），水煎服。

②尿路感染：金樱根 10 克，金刚刺 10 克，海金沙根 10 克，水煎服。

玫瑰

来源 蔷薇科植物玫瑰 *Rosa rugosa* Thunb 的花蕾。
别名 玫瑰花。

速认特点

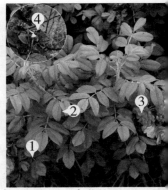

①落叶直立灌木；茎较粗壮，小枝密被绒毛，并有针刺、皮刺和腺毛。
②复叶有小叶 5~9 枚；叶柄和叶轴密被绒毛和腺毛，托叶大部贴生于叶柄，离生部分卵形；小叶片椭圆形至椭圆状倒卵形，边缘有尖锐锯齿，上面深绿色，下面灰绿色有白霜，密生绒毛和腺毛。
③花直径 6~8 厘米，单生于叶腋或数朵丛生，密被绒毛和腺毛，苞片卵形；萼片卵状披针形，先端尾状渐尖，常有羽状裂片并扩展成叶状；花瓣多数，紫红色，倒卵形。雄蕊多数，花药紫红色，倒卵形，花柱离生。
④果实砖红色，肉质，扁球形，平滑，萼片宿存。

生境 栽培于苗圃或公园中。
功效 行气解郁，活血止痛。
临床应用

①肝胃气痛症：玫瑰花 6 克，香附 10 克，佛手 10 克，砂仁 5 克（后下），水煎服。
②肝气郁滞之月经不调、乳房胀痛：玫瑰花 6 克，当归 15 克，川芎 10 克，炒白芍 10 克，水煎服。

月季花

来源　蔷薇科植物月季花 *Rosa chinensis* Jacq. 的花蕾。

别名　月季。

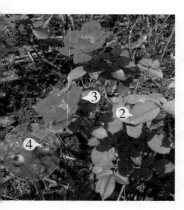

速认特点

①常绿或半常绿直立灌木；小枝粗壮，圆柱形，有短粗的钩状皮刺。

②复叶有小叶 3~5 枚，叶柄有散生皮刺和腺毛，托叶大部贴生于叶柄，分离部分耳状，边缘常有腺毛；小叶片宽卵形至卵状长圆形，边缘有锐锯齿。

③花数朵集生或单生，直径 4~5 厘米，萼片卵形，先端尾状渐尖，边缘常有羽状裂片，内面密被长柔毛，花瓣红色或粉红色倒卵形；雄蕊多数，花柱离生。

④果红色，卵球形或梨形，萼片脱落。

生境　栽培于花圃或公园中。

功效　活血调经，解郁，消肿。

临床应用

①肝气郁结致闭经、痛经：月季花 5 克（后下），玫瑰花 6 克，当归 15 克，香附子 10 克，益母草 15 克，水煎服。

②跌打损伤：鲜月季花适量，鲜金钟花根适量，鲜蛇葡萄根适量，捣烂外敷。

龙芽草

来源　蔷薇科植物龙牙草 *Agrimonia pilosa* Ledeb. 的全草。

别名　仙鹤草、子不离母草。

速认特点

①多年生草本；根茎短，常有1至数个地下芽。

②奇数羽状复叶，有小叶7~9枚，稀5枚，向上减少至3枚；常杂有小型小叶；托叶草质，绿色镰形，边缘有尖锐锯齿或裂片；小叶片倒卵形、倒卵状椭圆形或倒卵状披针形，边缘有急尖或圆钝锯齿；上面被疏柔毛，下面通常脉上伏生疏柔毛，有明显腺点。

③穗状、总状花序顶生，花序轴被柔毛，花梗被柔毛，苞片常3深裂，裂片线形，小苞片对生，卵形；花萼片三角状卵形，花瓣黄色长圆形，雄蕊8~15枚，花柱2枚，丝状。

④果实倒卵状圆锥形，外面有10条肋，被疏柔毛，顶端有数层钩刺，钩刺幼时直立，成熟时靠合。

生境　路边、山坡、林下。

功效　收敛止血，补虚，消积，止痢，杀虫。

临床应用

①脱力劳伤、神倦乏力：龙牙草50克，大枣10枚，水煎服。

②小儿疳积：龙芽草10克，六月雪10克，山楂根10克，焦麦芽10克，焦神曲10克，炒鸡内金10克，水煎服。

地榆

来源 蔷薇科植物地榆 *Sanguisorba officinalis* Linn. 的根。

别名 小红枣。

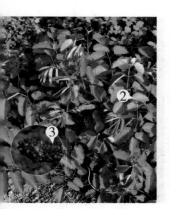

速认特点

①多年生草本；根粗壮，多纺锤形，外面棕褐色或紫褐色，横切面黄白色或紫红色。

②复叶羽状，基生叶有小叶 9~13 枚，托叶膜质褐色，小叶片卵形或长圆状卵形，边缘有圆钝粗大锯齿；茎生叶较少，小叶片狭长圆形至长圆状披针形，托叶大，草质，半卵形，外侧边缘有锐锯齿。

③穗状花序椭圆形、圆柱形或卵球形。总花梗光滑；苞片膜质披针形，外面及边缘有柔毛，萼片紫红色，4 枚，椭圆形至宽卵形，外面被疏柔毛，先端常具短尖头；雄蕊 4 枚，子房无毛，柱头顶端扩大，盘形，边缘具流苏状乳头。

④果实包藏于宿存萼筒内，外面有 4 棱。

生境 山坡、路边、田边。

功效 凉血止血，解毒敛疮。

临床应用

①烫伤：地榆 10 克，大黄 10 克，黄连 5 克，冰片 2 克，研粉麻油调敷。

②痔疮：地榆 15 克，虎杖 10 克，元胡 10 克，红花 5 克，五倍子 10 克，煅石膏 10 克，枯矾 10 克，煎水坐浴。

桃

来源　蔷薇科植物桃 *Prunus persica*（Linn.）Batsch. 的成熟种仁。
别名　桃仁。

速认特点

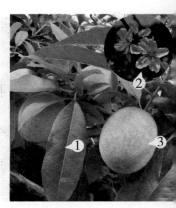

①落叶乔木；叶片长圆状披针形、椭圆
状披针形或倒卵状披针形；叶缘具细锯
齿或粗锯齿。
②花单生，先叶开放；萼筒紫红色或绿
色带红色斑点，钟状，萼片卵形至长圆形；
花瓣粉红色，长圆状椭圆形至宽倒卵形，
雄蕊 20~52 枚，花丝粉红色至绯红色；
雌蕊花柱与雄蕊近等长。
③果实淡绿色至橙黄色，向阳面具红晕，卵形、宽椭圆形或扁
圆形，密被短柔毛。
④果核大，椭圆形或近圆形，外面具纵、横纹和乳穴；种仁味苦，
稀味甜。
生境　山坡、沟谷或栽种于房前屋后。
功效　活血祛瘀，润肠通便。
临床应用
　　①血瘀经闭、痛经：桃仁 10 克，红花 10 克，熟地 20 克，
当归 10 克，川芎 10 克，炒白芍 10 克，水煎服。
　　②肠燥便秘：桃仁 10 克，火麻仁 10 克，郁李仁 10 克，
当归 10 克，水煎服。

杏

来源 蔷薇科植物杏 *Prunus armeniaca* Linn. 的成熟种仁。

别名 苦杏仁。

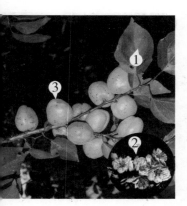

速认特点

①落叶乔木；叶片宽卵形，先端急尖至短渐尖，基部圆形至近心形，边缘有圆钝锯齿；叶柄基部常具1~6腺体。

②花单生，先叶开放；花萼紫绿色，萼筒圆筒形，萼片卵形至卵状长圆形，花后反折；花瓣白色或粉红色，圆形至倒卵形；雄蕊20~45枚，稍短于花瓣；子房被短柔毛。

③果实白色、黄色至黄红色，球形；果肉多汁，成熟时不开裂。

④核卵形或椭圆形，表面平滑，腹面具龙骨状棱；种仁味苦或甜。

生境 山坡、沟谷或栽种于房前屋后。

功效 止咳平喘，润肠通便。

临床应用

①风热咳嗽：苦杏仁8克，连翘10克，薄荷5克，桑叶10克，菊花7克，桔梗6克，甘草5克，芦根10克，水煎服。

②肠燥便秘：苦杏仁8克，柏子仁10克，桃仁10克，松子仁6克，郁李仁10克，陈皮5克，水煎服。

梅

来源 蔷薇科植物梅 *Prunus mume* （Sieb.） Sieb. et Zucc. 的花蕾或未成熟的果实。

别名 乌梅（未成熟果实）、绿萼梅（花蕾）。

速认特点

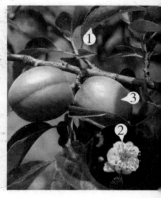

①落叶小乔木；叶片卵形或椭圆形，先端尾尖，基部宽楔形至圆形，边缘常具细锐锯齿；叶柄常有腺体。

②花单生或有时 2 朵同生于 1 芽内，有浓香，先叶开放；花萼通常红褐色、绿色或绿紫色，萼筒宽钟形，萼片绛紫色或绿色，卵形或近卵形；花瓣白色至粉红色，5 枚，倒卵形，雄蕊多数，比花瓣短或等长，子房密被柔毛。

③果实黄色或绿白色，近球形，被柔毛，味酸；果肉与核粘贴。

④核椭圆形，顶端圆形有小突尖，基部渐狭成楔形，腹面和背棱上均有明显纵沟，表面具蜂窝状孔穴。

生境 山坡、沟谷或栽种于房前屋后。

功效 敛肺止咳，涩肠止泻，安蛔止痛，生津止渴（乌梅）。疏肝和胃，理气化痰（绿萼梅）。

临床应用

①肺虚久咳：乌梅 3 克，阿胶 5 克，生姜 10 片，甘草 3 克，紫苏 5 克，杏仁 6 克，法半夏 10 克，罂粟壳 3 克，水煎睡前服。

②梅核气证：绿萼梅 6 克，姜半夏 12 克，厚朴 9 克，茯苓 12 克，生姜 15 克，紫苏叶 5 克，水煎服。

合欢

来源 豆科植物合欢 *Albizia julibrissin* Durazz. 的花或树皮。

别名 合欢花（花）、合欢皮（树皮）。

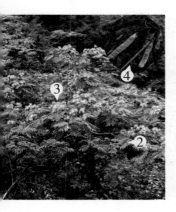

速认特点

①落叶乔木，树皮灰褐色，密生红棕色椭圆状皮孔。

②二回羽状复叶，羽片 4~12（少数达 20）对，叶柄近基部有 1 枚长圆形腺体，托叶小早落。小叶 20~60 枚，小叶片镰型或斜长圆形，先端有小尖头，中脉紧靠上部叶缘。

③头状花序多个排成伞房状圆锥花序，顶生或腋生；花萼绿色，5 浅裂，花冠淡粉红色，5 裂，裂片三角形；雄蕊多数，花丝基部联合，上部粉红色；子房具多颗胚珠。

④荚果带状，扁平；种子褐色，椭圆形，扁平。

生境 山坡、路边、公园、绿化地。

功效 安神解郁，活血消肿。

临床应用

①愤怒忧郁、烦躁不眠：合欢皮 15 克，合欢花 10 克，柏子仁 10 克，夜交藤 15 克，郁金 10 克，水煎服。

②疖肿疮毒：合欢皮 15 克，蒲公英 10 克，紫花地丁 10 克，连翘 10 克，金银花 10 克，生甘草 5 克，水煎服。

决明

来源 豆科植物决明 *Cassia obtusifolia* Linn. 的成熟种子。

别名 决明子。

速认特点

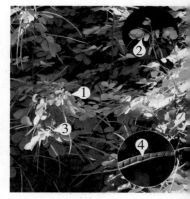

①一年生草本；羽状复叶，有4~8枚小叶；托叶线形，早落；小叶片倒卵形或倒卵状长圆形，顶端一对较大，先端圆钝，有小尖头，基部不对称。

②花通常2朵生于叶腋；萼裂片5枚，常不等大，花瓣黄色，倒卵形或宽椭圆形；雄蕊10枚，上方3枚不育；子房有柄，被白色柔毛。

③荚果线形顶端有长喙，有多数种子。

④种子深褐色，有光泽，近菱形，两侧面各有一条线形淡褐色斜凹纹。

生境 路边、荒地、田地边。

功效 清肝明目，润肠通便。

临床应用

①目生翳肉、目赤肿痛：决明子10克，熟地20克，山茱萸12克，淮山药12克，牡丹皮9克，茯苓9克，泽泻9克，枸杞子10克，菊花10克，夏枯草8克，焦山栀10克，水煎服。

②肠燥便秘：决明子15克，火麻仁10克，瓜蒌仁10克，水煎服。

槐树

来源 豆科植物槐树 *Sophora japonica* Linn. 的花或果实。

别名 槐花、槐角。

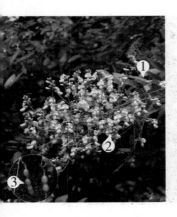

速认特点

①落叶乔木；羽状复叶有小叶 7~17 枚，小叶对生，托叶线形，常呈镰状弯曲，早落；小叶片卵状长圆形或卵状披针形，先端急尖至渐尖，基部宽楔形；小叶柄密生白色短柔毛。

②圆锥花序顶生，花萼长约 4 毫米；花冠乳白色，旗瓣宽心形，先端凹，旗瓣和龙骨瓣均为长方形；雄蕊 10 枚，成二体（9+1），基部联合；子房有柄，密被白色绢毛。

③荚果黄绿色，肉质，串珠状，有 1~6 粒种子。

④种子棕黑色，椭圆形或肾形。

生境 路边、山坡、公园。

功效 凉血止血，清肝火。

临床应用

①肝火上炎之头痛目赤：槐花 10 克，夏枯草 10 克，白菊花 10 克，钩藤 5 克，煎汤代茶饮。

②肠风便血：槐花 10 克，地榆炭 10 克，黄连 5 克，荆芥炭 5 克，侧柏炭 10 克，水煎服。

苦参

来源 豆科植物苦参 *Sophora flavescens* Ait. 的根。

别名 牛人参。

速认特点

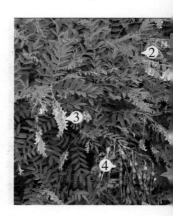

①多年生草本或半灌木，根圆柱状，外皮黄白色，味极苦而持久。

②奇数羽状复叶，有小叶 11~35 枚；托叶线形，早落；小叶片披针形或线状披针形，先端渐尖，基部楔形，叶缘下向反卷，下面密生平贴柔毛。

③总状花序顶生，具多数花；花萼钟状，偏斜，萼齿短三角形；花冠黄白色，旗瓣匙形，先端钝圆，翼瓣和龙骨瓣稍短；雄蕊花丝有毛，基部稍合生；子房线形，密被淡黄色柔毛。

④荚果革质，线形，种子间微缢缩，呈不明显串珠状，顶端具喙；有 2~6 粒种子，种子棕褐色，卵圆形。

生境 路边、山坡、溪沟边。

功效 清热燥湿，杀虫利尿。

临床应用

①湿热黄疸：苦参 10 克，茵陈 10 克，虎杖 10 克，龙胆草 5 克，焦山栀 10 克，大黄 5 克（后下），水煎服。

②湿热下注、带下阴痒：苦参 10 克，黄檗 10 克，蛇床子 10 克，煎汤外洗。

锦鸡儿

来源 豆科植物锦鸡儿 *Caragana sinica*（Buchoz）Rehd 的根或花。

别名 土黄芪。

速认特点

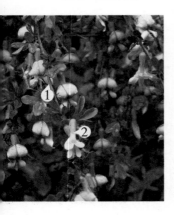

①灌木；1 回羽状复叶有小叶 4 枚，上面 1 对通常较大，叶轴先端硬化成针刺，托叶三角状披针形，先端硬化成针刺；小叶片革质或硬纸质，倒卵形、倒卵状楔形或长圆状倒卵形，先端圆或微凹，通常具短尖头。

②花两性，单生叶腋；花梗中部具关节，关节上有极细小苞片；花萼钟状，萼齿宽三角形，基部具浅囊状突起，花冠黄色带红，凋谢时红褐色；旗瓣狭倒卵形，基部带红色，翼瓣长圆形，龙骨瓣紫色；雄蕊 10 枚，二体（9+1），子房线形。

③荚果稍扁，长 3.0~3.5 厘米，宽约 0.5 厘米，无毛。

生境 林缘路旁、山坡疏林下。

功效 祛风通络，活血调经，补中益气。

临床应用

①头晕耳鸣：锦鸡儿花 30 克，煎鸡蛋食用。

②风湿关节痛：锦鸡儿根 30 克，红藤 20 克，羌活 10 克，独活 10 克，防风 10 克，威灵仙 10 克，茯苓 15 克，当归 15 克，泽泻 10 克，秦艽 10 克，苍术 10 克，水煎服。

野葛

来源 豆科植物野葛 *Pueraria lobata* 的根或花。

别名 葛藤、葛根、葛花。

速认特点

①多年生大藤本，根肥厚，圆柱形。

②托叶卵形至披针形，盾状着生；小叶片全缘，顶生小叶片菱状卵形，基部圆形，侧生小叶片较小，斜卵形；小托叶针状。

③总状花序腋生；小苞片披针形或卵状披针形，密被硬毛；花萼密被褐色粗毛，萼齿5枚，披针形；花冠紫红色，旗瓣近圆形，翼瓣卵形，一侧或两侧有耳，龙骨瓣为两侧不对称的长方形；雄蕊10枚，单体；子房密被细毛。

④荚果线形，扁平，密被黄色长硬毛，种子赤褐色，扁圆形，有光泽。

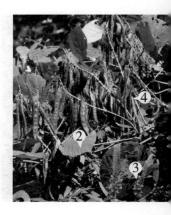

生境 路边、溪沟边、林缘。

功效 解肌退热，透发麻疹，生津止渴，升阳止泻（根）；解酒毒，醒脾和胃（花）。

临床应用

①外感风寒、项背强痛：葛根15克，生麻黄5克，桂枝10克，炒芍药10克，炙甘草10克，生姜5片，大枣12枚，水煎服。

②醉酒：葛花15克，木香3克，人参、猪苓、白茯苓、白术、神曲、泽泻、白豆蔻各9克，青皮、砂仁、橘皮、干姜各6克，以上各味中药材研为细末，每次取9克白开水调服。

吴茱萸

来源 芸香科植物吴茱萸 *Euodia rutaecarpa*（Juss.） Benth. 的未成熟的幼果。

别名 茱萸。

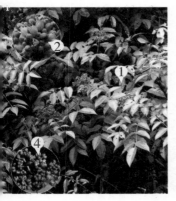

速认特点

①落叶灌木或小乔木；奇数羽状复叶对生，有小叶 5~9 枚，小叶对生；小叶片椭圆形至卵形，全缘或有不明显钝锯齿，上面被疏柔毛，下面密被短柔毛，有粗大油点。

②聚伞状圆锥花序顶生；花单性，雌雄异株，5 数，花瓣白色；雄花雄蕊 4~5 枚，退化子房顶端 4~5 裂。

③雌花的花瓣较雄花的大，退化雄蕊鳞片状，雌蕊有 4~5 枚心皮组成，花柱联合，柱头头状，子房深 4~5 裂，每心皮有 2 颗胚珠。

④蓇葖果紫红色，开裂，有粗大腺齿，顶端无喙，有 1 粒种子，种子亮黑色，卵状球形。

生境 路边、林缘、溪沟边。

功效 散寒止痛，温中止呕，助阳止泻。

临床应用

①胃寒呕吐症：吴茱萸 3 克，姜半夏 10 克，生姜 10 克，水煎服。

②口疮：吴茱萸碾为末适量，醋调敷足心涌泉穴，此方亦可以治疗高血压病。

竹叶椒

来源　芸香科植物竹叶椒 *Zanthoxylum armatum* DC. 的根。

别名　两面针。

速认特点

①常绿灌木或小乔木；枝无毛，散生劲直扁皮刺，老枝皮刺基部木栓化。

②奇数羽状复叶，有小叶 3~5（~9）枚；叶轴及叶柄有宽翅，叶柄基部有 1 对托叶状皮刺。小叶片薄革质，通常披针形、卵形、椭圆形，边缘有细小圆齿，齿缝有一粗大油点；小叶有短柄或近无柄。

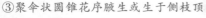

③聚伞状圆锥花序腋生或生于侧枝顶端；花被片黄绿色花被片 6~8 枚，雄花的雄蕊 6~8 枚。

④雌花的心皮 2~4 枚，通常仅 1~2 枚发育，花柱略侧生，外弯。

⑤蓇葖果红色，外面有凸起腺点，种子黑色卵形。

生境　山坡、林缘、路边。

功效　发散祛风，解毒消肿，杀虫止痛。

临床应用

①肝炎（小三阳）：竹叶椒根 30 克，水煎服。

②牙痛：竹叶椒根 15 克，紫萼根茎 15 克，水煎服。

佛手

来源 芸香科植物佛手 *Citrus medica* Linn. cv. Sarcodactylis 的果实。

别名 佛手柑。

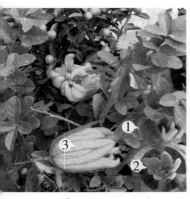

速认特点

①常绿小乔木或灌木；多长刺；单叶，叶片椭圆形或卵状椭圆形，先端钝或微凹；基部宽楔形至近圆形，边缘有锯齿；叶柄无刺，无关节。

②总状花序有花 3~10 朵，花蕾紫红色，花瓣内面白色，外面带紫红色；雄蕊 30~60 枚。

③果实长形，分裂如人指，其裂数即为心皮之数；成熟果皮粗厚，芳香，金黄色或黄绿色。

生境 常栽培于花圃、庭院、公园中。

功效 疏肝解郁，理气和中，燥湿化痰。

临床应用

①脾胃气滞证：佛手片 10 克，泡茶饮。

②肝郁气滞、胸胁胀痛：佛手 10 克，玫瑰花 5 克，柴胡 6 克，香附 10 克，郁金 10 克，水煎服。

代代花

来源 芸香科植物代代花 *Citrus aurantium* Linn. var. amara Engl. 的花或幼果，未成熟果实。

别名 枳实（幼果）、枳壳（未成熟果实）、代代花（花）。

速认特点

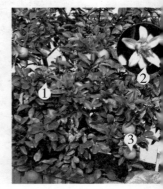

①常绿小乔木；单身复叶，叶柄有狭长形或倒心形的翅；叶片革质，椭圆形至卵状长圆形，先端渐尖或钝头；全缘或具微波状锯齿，两面无毛，具半透明油点。

②总状花序 1 至数朵花生于当年新枝的顶端或叶腋；花萼杯状，5 裂，花后增大，花瓣白色，5 枚，长圆形，雄蕊 20~25 枚或更多，花丝基部部分合生；子房上位，约 12 室，柱头头状。

③柑果冬季深橙色，扁球形，果皮厚而粗糙，油胞大小不一，凹凸不平；瓤瓣 9~12 瓣，果肉味酸；种子有棱，子叶白色；柑果成熟后不易落果，次年夏季又变为污绿色。

生境 栽培于山坡、田地、丘陵。

功效 破气除痞，化痰消积。

临床应用

①食积证：麸炒枳壳 10 克，焦山楂 10 克，焦麦芽 10 克，焦神曲 10 克，水煎服。

②湿热泻痢、里急后重：炒枳实 10 克，生大黄 5 克（后下），黄连 5 克，黄芩 10 克，焦神曲 10 克，炒白术 10 克，茯苓 10 克，泽泻 9 克，水煎服。

算盘子

来源 大戟科植物算盘子 *Glochidion puberum*（Linn.）Hutch. 的枝叶。

别名 鬼麻楂。

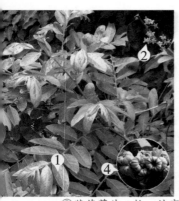

速认特点

①落叶灌木；叶互生，叶片长圆形或长圆状披针形，先端短尖或钝，基部宽楔形，全缘；托叶披针形，长约1毫米。

②花数朵簇生于叶腋，雌雄同株，雄花位于小枝上部或雌雄花同生于叶腋内；雄花萼片6枚，排成2轮，长圆形，雄蕊3枚合生成柱状。

③雌花萼片6枚，被密柔毛，子房5~8室，花柱合生成环状。

④蒴果扁球形，有纵沟槽，被柔毛；种子成熟时红褐色，三角状卵形。

生境 路边、山坡、溪沟边、林缘。

功效 利湿消肿，祛风活络。

临床应用

①蜈蚣咬伤：鲜算盘子枝叶适量，捣烂外敷。

②跌打损伤、瘀肿疼痛：鲜算盘子枝叶适量，鲜接骨草适量，鲜活血丹适量，捣烂外敷。

铁苋菜

来源 大戟科植物铁苋菜 *Acalypha australis* Linn. 的全草。

别名 海蚌含珠、河蚌抱珠。

速认特点

①一年生草本；叶互生，叶片卵
形至椭圆状披针形，先端渐尖或
钝尖，基部渐狭或宽楔形，上面
被疏柔毛或近无毛，下面毛稍密。

②穗状花序腋生，雄花簇生于花
序上部，萼片卵形，雄蕊8枚。

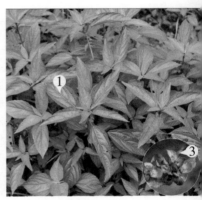

③雌花生于花序下部，有叶状肾
形苞片，花萼3裂，子房3室，花柱3枚，枝状分裂。

④蒴果三角状半圆形，外面被毛，种子黑褐色卵形。

生境 路边、草地、山坡。

功效 清热解毒，止血止痢。

临床应用

①肠炎，痢疾：铁苋菜10克，仙鹤草10克，金毛耳草
10克，水煎服。

②疔疖疮毒，湿疹：铁苋菜100克，千里光100克，煎
水外洗。

斑地锦

来源 大戟科植物斑地锦 *Euphorbia supina* Raf. 的全草。

别名 地锦草、奶汁草。

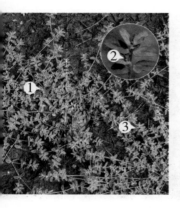

速认特点

①一年生草本，茎匍匐，基部多分枝；叶对生，叶片长圆形或倒卵形，先端钝圆或微凹，基部圆形常偏斜，边缘具稀疏不明显细锯齿，叶片中央常有紫褐色斑纹；托叶狭披针形。

②杯状花序单一或数个排成聚伞花序生于叶腋，总苞倒圆锥形，顶端4裂，腺体4个，扁圆形。花单性，无花瓣，雄花仅1枚雄蕊；雌花生于杯状聚伞花序的中央，有长的子房柄伸出总苞之外；子房3室，花柱3枚，顶端2裂。

③蒴果三角状卵形，表面疏被白色细柔毛，种子卵球状四棱形，每面有3~5条横沟纹。

生境 向阳路边、草地、公园、房前屋后。

功效 清热解毒，凉血止血。

临床应用

①热毒泻痢、便下脓血：地锦草20克，铁苋菜10克，马齿苋20克，水煎服。

②尿血：地锦草30克，白茅根20克，小蓟10克，大蓟10克，水煎服。

毛冬青

来源 冬青科植物毛冬青 *Ilex pubescens* Hook. et Arn. 的根。

别名 细叶青。

速认特点

①常绿灌木和小乔木；叶片纸质，卵形或椭圆形，先端短渐尖或急尖，基部宽楔形或圆钝，边缘有稀疏的小尖齿或全缘；侧脉4~5对，叶柄密被短毛。

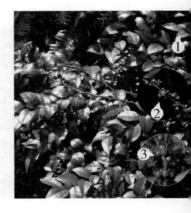

②花序簇生叶腋，雄花序每枝有1花，稀3花；花4~5数，花萼裂片卵状三角形；花瓣倒卵状长圆形；雌花序每枝具1~3花，花6~8数，花萼裂片宽卵形，花瓣长椭圆形；子房卵形，无毛，柱头头状。

③果球形，熟时红色，宿存花柱明显。

生境 林下、山坡、灌丛中。

功效 清热解毒，活血通络。

临床应用

①中风：毛冬青根 30 克，水煎服。

②感冒咽喉肿痛：毛冬青根 15 克，草珊瑚 10 克，三叶青 10 克，水煎服。

卫矛

来源 卫矛科植物卫矛 *Euonymus alatus*（Thunb.）Sieb. 的枝叶、茎翅或根皮。

别名 鬼箭羽（茎翅）、韦陀杵。

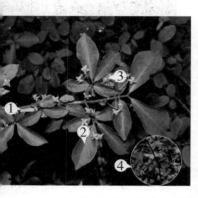

速认特点

①落叶灌木；小枝具4棱，通常具棕褐色宽阔木栓翅。

②叶片纸质，倒卵形、椭圆形或菱状倒卵形，先端急尖，基部楔形；侧脉6~8对。

③聚伞花序腋生，有3~5花；花淡黄绿色，4基数；萼片半圆形，绿色；花瓣倒卵圆形，花盘方形肥厚，4浅裂；雄蕊4枚，着生于花盘边缘；子房4室，通常1~2心皮发育。

④蒴果棕褐色带紫，几全裂至基部相连，呈分果状；种子紫褐色，椭圆形，外包橙红色假种皮。

生境 林下、山坡、路边或栽培于房前屋后。

功效 活血化瘀，破血通经。

临床应用

①产后腹痛：鬼箭羽10克，当归24克，川芎9克，桃仁6克，炮姜3克，炙甘草3克，水煎服。

②跌打损伤：鲜卫矛根皮适量，鲜光叶马鞍树适量，鲜佩兰适量，鲜茜草根适量，捣烂外敷。

凤仙花

来源 凤仙花科植物凤仙花 *Impatiens balsamina* Linn. 的全草或种子。

别名 急性子（种子）、指甲花。

速认特点

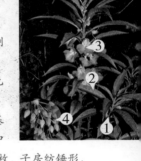

①一年生草本；茎粗壮肉质，下部节常膨大。

②叶互生，叶片披针形、狭椭圆形或倒披针形；先端尖或渐尖，基部楔形，边缘有锐锯齿，侧脉4~7对；叶柄两侧具数对具柄的腺体。

③花单生或2~3朵簇生于叶腋，白色、粉红色或紫色，单瓣或重瓣；苞片线形；萼片3枚，侧生萼片卵形或卵状披针形；唇瓣深舟状，基部急尖成内弯的距；旗瓣圆形，兜状，背面中肋具狭龙骨状突起；旗瓣具短柄，2裂；雄蕊5枚，子房纺锤形，密被柔毛。

④蒴果宽纺锤形，两端尖，密被柔毛；种子多数，圆球形，黑褐色。

生境 路边、草地、公园或栽种于房前屋后。

功效 活血通经，祛风止痛。

临床应用

①闭经：急性子10克，红花10克，桃仁10克，生地20克，川芎10克，炒白芍10克，当归10克，水煎服。

②跌打损伤：鲜凤仙花全草适量，捣烂外敷。

蛇葡萄

来源　葡萄科植物蛇葡萄 *Ampelopsis sinica*（Miq.）W. T. Wang 的根。

别名　野葡萄。

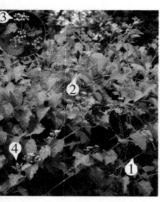

速认特点

①木质藤本；幼枝有毛，卷须分叉。

②单叶，叶片纸质，阔卵状心形；先端渐尖或短尖，基部多心形，常 3 浅裂，边缘有浅圆齿。

③聚伞花序；花小，黄绿色，两性；萼片 5 枚，稍展开；花瓣 5 枚，卵状三角形，花盘杯状；雄蕊 5 枚，子房 2 室。

④浆果近圆球形，由深绿变紫再转鲜蓝色。

生境　山坡、路边、溪沟边。

功效　清热解毒，消肿止痛，祛湿舒筋。

临床应用

①跌打损伤：鲜蛇葡萄根适量，鲜光叶马鞍树枝叶适量，鲜金钟花根适量，捣烂外敷。

②胃癌：蛇葡萄根 15 克，太平莓 15 克，野荞麦根茎 20 克，水煎服。

三叶崖爬藤

来源　葡萄科植物三叶崖爬藤 *Tetrastigma hemsleyanum* Diels et
Gilg 的块根。

别名　三叶青、金丝吊葫芦。

速认特点

①多年生常绿草质蔓生藤本；块根卵
形或椭圆形，表面深棕色，里面白色。
②卷须不分枝，与叶对生；掌状复叶
互生，有小叶 3 片；中间小叶片稍大，
近卵形或披针形，先端渐尖，有小尖
头，边缘疏生具腺状尖头的小锯齿，
侧生小叶片基部偏斜，侧脉 5~7 对。

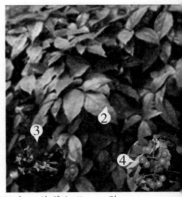

③聚伞花序生于当年新枝上，花小，黄绿色。花萼杯状，4 裂；
花瓣 4 枚，近卵形，花盘明显，子房 2 室，柱头 4 裂，星状展开。
④浆果球形，初时红褐色，熟时黑色；种子 1 颗。

生境　阴湿的山坡、岩壁下、溪谷两旁、竹林下。

功效　清热解毒，凉血，祛风化痰。

临床应用

①小儿高热、咽喉肿痛：三叶青 6 克，小春花 6 克，草
珊瑚 10 克，水煎服。

②外感风寒化热、咳吐黄痰：三叶青 10 克，小春花 10
克，炒白芍 10 克，桂枝 10 克，炙甘草 5 克，前胡 10 克，
炙冬花 10 克，炙紫菀 10 克，桔梗 10 克，水煎服。

苘麻

来源 锦葵科植物苘麻 *Abutilon theophrasti* Medic. 的种子或全草。
别名 磨盘草。

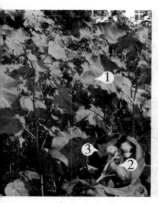

速认特点

①一年生草本；叶片圆心形，宽与长几相等，先端长渐尖，基部心形，边缘具细圆锯齿，两面均密被星状柔毛；托叶披针形，早落。

②花单生于叶腋，有时组成近总状花序；花萼杯状，裂片5枚，密被短柔毛，裂片卵状披针形；花瓣5枚，黄色，倒卵形；雄蕊柱顶端具多数花丝，心皮15~20枚，顶端平截，轮状排列，密被软毛，柱头球形。

③分果半球形，成熟后近黑色，分果瓣15~20个，被粗毛，顶端具2个长芒。

④种子肾形，黑褐色，被星状柔毛。

生境 路边、草地、山坡。

功效 清热利湿，解毒退翳。

临床应用

①小便淋痛：苘麻子10克，金钱草10克，海金沙根10克，车前草10克，水煎服。

②痢疾：苘麻全草10克，庐山小檗10克，马尾黄连5克，水煎服。

木芙蓉

来源　锦葵科植物木芙蓉 *Hibiscus mutabilis* Linn. 的叶或根皮。

别名　芙蓉花。

速认特点

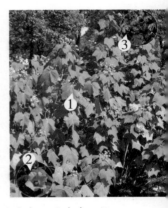

①落叶灌木或小乔木；叶片大，宽卵形至卵圆形或心形，常5~7掌状浅裂；基部截形至心形，先端渐尖，边缘具钝圆锯齿主脉7~11条；上面疏被星状毛，下面密被星状细绒毛；托叶披针形，早落。

②花大，单生于枝端叶腋或排成总状花序式；小苞片8~10枚，线形；花萼钟状，裂片卵形至长三角形；花冠初始淡红色，后变深红色，花瓣5枚或重瓣，近圆形，基部具髯毛；雄蕊柱花药多数，生于柱的上半部；子房有5枚心皮，5室，每次具3至多数胚珠，花柱5裂，柱头头状。

③蒴果球形，密被淡黄色刚毛和绵毛，胞背开裂成5果瓣；种子肾形，黑褐色，背部被长柔毛。

生境　山坡、路边、公园。

功效　清热解毒，消肿排脓，凉血止血。

临床应用

　　①外感风热：木芙蓉叶15克，厚朴10克，水煎服。

　　②骨折、跌打损伤：鲜木芙蓉根皮适量，捣烂外敷。

中华猕猴桃

来源 猕猴桃科植物中华猕猴桃 *Actinidia chinensis* Planch. 的根。
别名 藤梨根。

速认特点

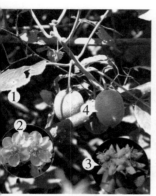

①落叶大藤本；叶片纸质，宽卵形、宽倒卵形或圆形至椭圆形，先端突尖、微凹或截平，基部钝圆或截屏或浅心形，边缘具刺毛状小齿。
②聚伞花序生于当年生枝的叶腋，雄花序通常有花3朵；苞片小卵形或钻形，花初开时白色，后变淡黄色，萼片5枚，密被黄褐色绒毛；花瓣5枚，宽倒卵形，雄蕊极多，花药黄色；雄花有发育不全的子房。
③雌花多单生，稀2~3朵；有花粉不育的雄蕊，子房上位，多室，花柱分离成放射状。

④浆果圆球形、卵状球形或长圆状球形，密被短柔毛，熟时黄褐色具多数淡黄色斑点，种子小，多数。

生境 山坡、溪边、杂木林、路边。
功效 清热解毒，化湿健胃，活血散瘀。
临床应用

①急性肝炎：藤梨根20克，茵陈20克，栀子12克，大黄5克（后下），水煎服。
②食道癌、胃癌：藤梨根20克，猫人参15克，太平莓15克，水煎服。

注：同属植物毛花猕猴桃 *Actinidia eriantha* Benth. 的根民间作白藤梨根应用，疗效更佳。

地耳草

来源 藤黄科植物地耳草 *Hypericum japonicum* Thunb. ex Murr. 的全草。

别名 田基黄。

速认特点

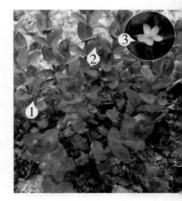

①一年生草本；茎直立或披散，具4棱，基部近节处生细根。

②叶小，叶片卵圆形，先端钝，基部抱茎，全面有微细透明腺点；无叶柄。

③聚伞花序顶生；花小，黄色；萼片5枚，卵状披针形，花瓣5枚，与萼片几等长，宿存；子房1室，花柱3枚，分离，柱头头状。

④蒴果椭圆形，成熟时裂开为3果瓣；种子圆柱形，淡黄色。

生境 田埂边、路边、沟旁土壤潮湿处。

功效 利湿退黄，清热解毒，活血消肿。

临床应用

①湿热黄疸：地耳草20克，金钱草15克，茵陈蒿20克，郁金10克，栀子10克，大黄5克（后下），水煎服。

②肠痈：地耳草20克，败酱草15克，冬瓜仁15克，红藤20克，水煎服。

金丝梅

来源 金丝桃科植物金丝梅 *Hypericum patulum* Thunb. 的根皮。

别名 水面油。

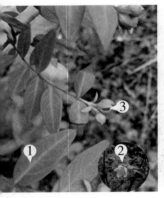

速认特点

①灌木；叶片卵圆形或卵状长圆形，先端钝圆或急尖，基部近圆形或渐狭，全面散布透明腺点及短线条，叶柄极短。

②花单生或数朵组成顶生聚伞花序；花大，金黄色，萼片5枚，宽卵圆形。花瓣5枚，宽倒卵形至长圆状倒卵形；雄蕊极多数，基部合生为5束，子房5室，花柱分离。

③蒴果卵形，下具宿存萼片；种子圆柱形，黑褐色，表面有不明显的细蜂窝纹。

生境 山坡、水沟边、路边。

功效 消食和胃，祛瘀利尿。

临床应用

①食积呕油：金丝梅根皮15克，浙江蜡梅10克，水煎服。

②湿重困倦：金丝梅根皮20克，炖鸡肉，吃肉服汤。

须毛蔓茎堇菜

来源 堇菜科植物须毛蔓茎堇菜 *Viola diffusa* Ging. ex DC. Var. brevibarbata C.J. Wang 的全草。

别名 匍伏堇。

速认特点

①多年生匍匐草本；全株被长柔毛，茎通常多数,匍匐,顶端常具与基生叶大小相似的簇生叶。

②托叶披针形，中部以下与叶柄合生，边缘有睫毛状齿；叶柄有翼，叶片卵形或长圆状卵形，边缘具浅钝锯齿。

③花梗上的苞片位于花梗的中部或中上部，萼片 5 枚，披针形，边缘和中脉上具睫毛，末端圆钝或截形而具 2 钝齿，具缘毛；花瓣 5 朵，白色或具紫色脉纹，上瓣和侧瓣各 2 枚，下瓣 1 枚，基部常有囊状距；雄蕊 5 枚，心皮 3 枚，合生，子房上位，柱头具不明显的短喙。

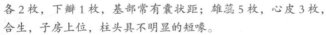

④蒴果椭圆形，成熟时沿缝线开裂成 3 瓣，种子多数，倒卵状球形或倒卵形。

生境 山地、路旁、沟旁、田边草丛中。

功效 清热解毒，消肿排脓。

临床应用

①目赤肿痛：匍伏堇 15 克，决明子 10 克，青葙子 10 克，蝉蜕 5 克，水煎服。

②疔疮、痈疖：鲜葡伏堇适量，捣烂外敷。

紫花地丁

来源 堇菜科植物紫花地丁 *Viola yedoensis* Makino 的全草。

别名 地丁草、犁头草。

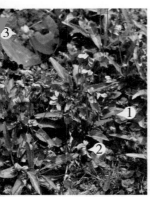

速认特点

①多年生草本；托叶大部与叶柄合生，披针形，淡绿色或苍白色，分离部分具疏齿；叶片舌形、卵状披针形或长圆状披针形，果期则变为三角状卵形或三角状披针形；先端钝至渐尖，基部截形或微心形，边缘具浅钝齿。

②花梗苞片位于花梗的中部，萼片5枚，卵状披针形，末端钝或有钝齿；花瓣5朵，蓝紫色，上瓣和侧瓣各2朵，下瓣1朵，距细管状；雄蕊5枚，心皮3枚，合生，子房上位无毛，

柱头前方具短喙。

③蒴果椭圆形或长圆形，成熟时沿缝线开裂成3瓣，种子多数，倒卵状球形或倒卵形。

生境 路边、水沟边、草地。

功效 清热解毒，消痈散结。

临床应用

①疔疮痈肿：紫花地丁20克，金银花10克，蒲公英10克，野菊花10克，天葵子6克，水煎服或鲜紫花地丁适量，捣烂外敷。

②肠痈：紫花地丁15克，败酱草15克，生大黄5克（后下），红藤20克，白花蛇舌草20克，水煎服。

中国旌节花

来源 旌节花科植物中国旌节花 *Stachyuraceae chinensis* Franch. 的茎髓。

别名 小通草。

速认特点

①落叶灌木；小枝具白色髓心。

②叶片卵形、椭圆形或卵状长圆形，先端骤尖或尾尖，基部钝至近圆形，边缘具粗或细锯齿。

③总状花序；苞片椭圆形，花梗极短，小苞片三角状卵形，萼片 4 枚，花瓣 4 朵，黄色倒卵形；雄蕊 8 枚，子房上位，形成不完全 4 室，胚珠多数，柱头 4 浅裂。

④果球形，先端有短尖头，果梗长约 2 毫米。

生境 山坡、路边、溪沟边。

功效 清热利湿，通气下乳。

临床应用

①湿热之小便不利,淋漓涩痛: 小通草 5 克,滑石 20 克(先煎), 竹叶 10 克, 白茅根 10 克, 车前草 10 克, 水煎服。

②产后乳汁不畅: 小通草 10 克,炖猪蹄或鲫鱼,食肉服汤。

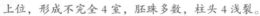

安石榴

来源 安石榴科植物安石榴 *Punica granatum* Linn. 的果皮。

别名 石榴皮。

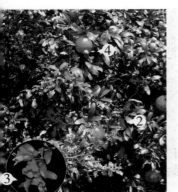

速认特点

①落叶灌木或小乔木；小枝略带四棱形，枝顶常成锐尖长刺。

②叶对生或簇生；叶片长圆状披针形，先端短尖或微凹，上面绿色，光泽，嫩叶常红色。

③花大，一朵或数朵顶生或腋生，花萼钟形，质厚，红色、橘红色或淡黄色，先端5~8裂；花瓣与萼片同数，稍高于萼裂片，红色、黄色或白色，微皱；雄蕊多数，雌蕊具1花柱。

④果近球形，黄褐色至红色，果皮革质；种子多数，淡红色至乳白色，有棱角，种皮外层肉质，内层骨质。

生境 常栽培于庭院、公园，或逸出野生于山坡、路边。

功效 涩肠止泻，杀虫。

临床应用

①久泻久痢：石榴皮10克，肉豆蔻5克，诃子5克，水煎服。

②蛔虫、蛲虫：石榴皮10克，槟榔10克，水煎服。

地菍

来源 野牡丹科植物地菍 *Melastoma dodecandrum* Lour. 的全草。

别名 野落苏。

速认特点

①小灌木；叶片椭圆形或卵形，先端急尖或圆钝，基部宽楔形至圆形，边缘具细圆锯齿或近全缘，上面近边缘和下面基部脉上疏生糙伏毛，基出脉3~5条。

②聚伞花序有花1~3朵，基部具2片叶状总苞；花萼筒5裂，裂片披针形，被毛，各裂片间具一小裂片，花瓣5朵，粉红色或紫红色，具缘毛；雄蕊10枚，异形，5长5短；子房下位，顶端具刺毛。

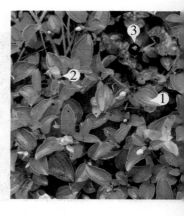

③果坛状球形，近顶端略缢缩，肉质，熟时黑紫色，不开裂。

生境 山坡、林缘、路边。

功效 清热利水，消积活血。

临床应用

①食积：地菍15克，焦山楂10克，焦神曲10克，焦麦芽10克，六月雪10克，乌药8克，水煎服。

②经来腹痛：地菍15克，益母草20克，红花10克，桃仁10克，水煎服。

通脱木

来源 五加科植物通脱木 *Tetrepanax papyrifer*(Hook.)K.Koch.的茎髓。

别名 大通草。

速认特点

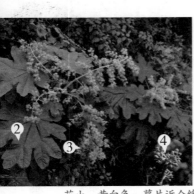

①落叶灌木；茎干粗壮幼时密被星状或绒毛，内具隔膜，老时毛渐脱落剂，内具大的白色髓心。

②叶大，常密集茎干顶端，叶片宽大，基部心形，掌状 5~11 浅裂或中裂，每个裂片上又有 2~3 个小裂片，上面无毛，下面密被淡黄色星状毛；托叶锥形，膜质，基部与叶柄结合。

③伞形花序排列成总状，再组成顶生大型圆锥花序；苞片密被星状绒毛；花小，黄白色；萼片近全缘，被星状柔毛，花瓣 4~5 枚，外被易脱落的星状柔毛；雄蕊 4~5 枚，子房下位，2 室，花柱 2 枚，分离。

④果小，扁球形，紫黑色，具种子 2 粒。

生境 路边、山坡或栽培于房前屋后。

功效 清热利湿，通气下乳。

临床应用

①产后乳汁不下或不畅：大通草 5 克，穿山甲 9 克，川芎 5 克，当归 6 克，甘草 5 克，炖猪蹄吃肉服汤。

②水肿、小便不利：大通草 5 克、茯苓皮 20 克，大腹皮 10 克，泽泻 10 克，白术 10 克，陈皮 9 克，生姜皮 6 克，桑白皮 9 克，水煎服。

五加

来源 五加科植物五加 *Acanthopanax gracilistylus* W.W.Smith 的根皮。

别名 五加皮。

速认特点

①落叶灌木；枝常呈蔓生状，在叶柄基部散生扁平下向的刺。

②叶在长枝上互生，在短枝上簇生；小叶 5 片，中央小叶片最大，两侧小叶片渐次渐小，倒卵形至倒披针形，边缘具细钝锯齿；侧脉 4~5 对，小叶柄短或近无柄。

③伞形花序常单生，稀 2~3 朵腋生或顶生于短枝上；花小，黄绿色，花萼具 5 小齿，花瓣 5 朵，雄蕊 5 枚，子房下位 2~3 室，花柱 2~3 枚，分离。

④果扁球形，熟时紫黑色。

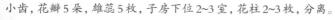

生境 林下、路边，或丛植于地边做篱笆。

功效 祛风湿，强筋骨，利尿。

临床应用

①风湿痹痛、四肢拘挛：五加皮 10 克，当归 10 克，牛膝 10 克，地榆 10 克，杜仲 10 克，淫羊藿 10 克，水煎服。

②水肿、小便不利：五加皮 10 克，茯苓皮 6 克，大腹皮 10 克，生姜皮 6 克，地骨皮 10 克，水煎服。

棘茎楤木

来源 五加科植物棘茎楤木 *Aralia echinocaulis* Hand.-Mazz. 的根皮。

别名 红楤木。

速认特点

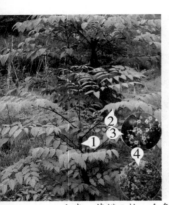

①小乔木；小枝及茎干密生红棕色细长直刺。

②2回羽状复叶；托叶和叶柄基部合生，羽片有小叶 5~9 片，基部有小叶 1 对，小叶片长圆状卵形至披针形，边缘疏生细锯齿，中脉及侧脉在下面常带紫红色，小叶近无柄。

③伞形花序有花多数，组成顶生圆锥花序，主轴和分枝常带紫褐色；苞片卵状披针形，小苞片披针形，花萼无毛，淡红色，具 5 个小齿；花瓣 5 枚，白色，雄蕊 5 枚，子房下位，5 室，花柱 5 枚，上部离生，基部合生。

④果球形，5 棱，熟时紫黑色，宿存花柱 5 枚，反折。

生境 山坡、路边，或栽培于房前屋后。

功效 活血镇痛，散瘀，祛风利湿。

临床应用

①神疲乏力、不思饮食：红楤木根皮 30 克，炖老母鸡 1 只，吃肉服汤。

②风湿痹痛：红楤木根皮 20 克，五加皮 15 克，中华常春藤 15 克，络石藤 10 克，红藤 20 克，水煎服。

异叶茴芹

来源 伞形科植物异叶茴芹 *Pimpinella diversifolia* DC. 的全草。

别名 苦爹菜。

速认特点

①多年生草本；叶异型，基生叶有长柄，叶片不分裂或 3 深裂至三出式全裂，裂片阔卵状心形或卵圆形，两侧裂片基部歪斜，中间裂片基部心形；茎中、下部叶三出分裂或羽状分裂，茎上部叶较小，叶片羽状分裂或 3 全裂，裂片披针形，所有裂片边缘有锯齿。

②复伞形花序顶生和侧生；总苞片缺或 2~4 枚，线形，伞辐 6~15，长短不等，小总苞片 1~8 枚，线形，小伞形花序有花 10~15 朵，萼齿不明显，花瓣 5 枚，白色，卵形或倒卵形；先端凹陷，具内折小舌片；花柱基圆锥形。

③果实卵球形，基部近心形，顶端渐尖，两侧压扁；果棱明显，每棱槽中有油管 2~3 条，合生面 4~6 条，分生果横切面钝五角形，胚乳腹面平直。

生境 山坡、林缘、草丛、路边。

功效 解毒消肿，祛风行气。

临床应用

①中暑腹痛：鲜苦爹菜根或全草 15 克，嚼服。

②中风昏迷：鲜苦爹菜全草打汁，鼻饲灌服。

隔山香

来源 伞形科植物隔山香 *Ostericum citridora* （Hance） Yuan et Shan 的根。

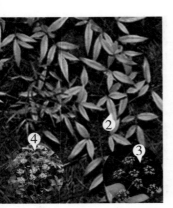

别名 天竹香。

速认特点

①多年生草本；主根近纺锤形，黄色，茎基有纤维状叶柄残基。

②叶片长圆状卵形至宽三角形，2 回羽状分裂，1 回羽片有较长叶柄，末回裂片柄短或近无柄，长披针形至长圆状椭圆形；先端急尖，具小短尖头，边缘及中脉质较硬，具不明显微细锯齿。

③复伞形花序顶生和侧生，总苞片 8 枚，披针形，伞辐5~12，小总苞片少数，线形，小伞形花序具花 10 余朵，萼齿明显；花瓣 5 枚，白色，倒卵形，先端呈小舌片状内弯。

④果实椭圆形，背腹扁平，背棱和中棱尖锐，侧棱翅状，胚乳腹面平直。

生境 较高海拔山坡、路边、灌木林下。

功效 行气，止痛，解毒。

临床应用

①中暑，腹痛腹泻：隔山香根 30 克，水煎服。

②毒蛇咬伤：鲜隔山香根适量，鲜华重楼适量，鲜半边莲适量，捣烂外敷。

杭白芷

来源　伞形科植物杭白芷 *Angelica dahurica* （Fisch. ex Hoffm.）
Benth. et Hook. ex Franch. et Sav. cv. Hangbaizhi 的根。

别名　香白芷、白芷。

速认特点

①多年生高大草本；根粗大长圆锥形，棕黄色或
灰棕色，上部近四棱形，有多数长约1厘米的皮
孔样横向突起，有时排列为4纵行，断面白色。

②茎粗壮，圆柱形，中空，表面具细纵棱；通
常仅下部带暗紫红色；基生叶和茎下部叶具长
柄，叶柄基部膨大成大叶鞘，抱茎；叶片近三
角形，2~3回羽状分裂，末回裂片卵形至长卵形，
边缘具不整齐尖锯齿；中上部叶渐简化，叶柄
几全部呈鞘状，最上部叶全部简化成膨大的鞘。

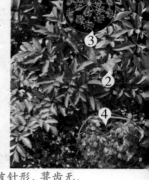

③复伞形花序顶生和侧生，总苞片无或椭圆形
膨大如囊状，伞辐16~40，小总苞片无或有数片披针形，萼齿无，
花瓣5枚，白色倒卵形。

④果实背腹扁平，椭圆形至近圆形，背棱和中棱稍隆起，钝圆，
较棱槽宽，侧棱宽翅状，每棱槽具油管1条合生面具油管2条。

生境　林缘、溪旁、路边，或栽培于田地、花园。

功效　解表散风，通窍止痛，燥湿止带，消肿排脓。

临床应用

①外感风寒、头痛鼻塞：白芷9克，羌活9克，防风9克，细辛3克，
苍术9克，川芎6克，黄芩6克，生地6克，甘草6克，水煎服。

②鼻渊、头痛：白芷10克，炒苍耳子10克，黄芩10克，
细辛3克，荆芥5克，防风10克，黄芪20克，炒白术
10克，桂枝9克，石菖蒲10克，水煎服。

白花前胡

来源 伞形科植物白花前胡 *Peucedanum praeruptorum* Dunn 的根。

别名 前胡。

速认特点

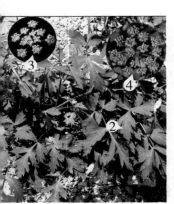

①多年生草本；根圆锥形，有分枝；茎粗大，外面具纵棱，基部有多数褐色叶鞘纤维。

②基生叶和茎下部叶近圆形至宽卵形，2~3 回三出式羽状分裂，末回裂片菱状倒卵形，不规则羽状分裂，有圆锯齿，茎生叶 2 回羽状分裂，裂片较小，叶边缘有圆锯齿。

③复伞形花序顶生和侧生；总苞片无或有 3~5 枚，伞幅 7~18，小总苞片 5~7 枚，线状披针形，具缘毛；花瓣 5 枚，白色倒卵形，先端小舌片状内弯；花柱基短圆锥状。

④果实椭圆形或椭圆状卵形，分生果背棱和中棱线状，侧棱有狭翅，每棱槽有油管 3~4 条，合生面有油管 6~7 条，胚乳腹面平直。

生境 生于中高海拔的疏林缘、山坡路旁、岩石灌丛中。

功效 降气化痰，宣散风热。

临床应用

①咳嗽痰多色黄：前胡 10 克，麦冬 10 克，川贝母 6 克，桑白皮 10 克，杏仁 10 克，炙甘草 6 克，水煎服。

②外感风热、咳嗽有痰：前胡 10 克，桑叶 10 克，菊花 10 克，牛蒡子 10 克，桔梗 10 克，水煎服。

山茱萸

来源　山茱萸科植物山茱萸 *Cornus officinalis* Sieb. et Zucc. 的成熟果肉。

别名　枣皮、山萸肉。

速认特点

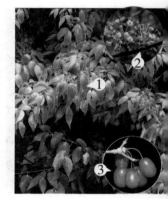

①落叶灌木或小乔木；叶对生，卵状椭圆形、卵状披针形或卵圆形，先端渐尖，基部浑圆或楔形，全缘；上面绿色，下面淡绿色，脉腋密生淡黄褐色簇毛，侧脉 5~8 对。

②伞形花序生于侧生小枝枝顶；总苞片 4 枚，卵圆形，褐色，花后脱落；花小，黄色，先叶开放；萼片 4 枚，裂片齿状，宽三角形；花瓣 4 朵，舌状披针形，向外反曲；雄蕊 4 枚，子房下位，1 室，花柱单一，柱头头状。

③果长椭圆形，熟时深红色；核骨质，有几条不整齐肋纹。

生境　山坡、路边，或栽培于房前屋后。

功效　补益肝肾，收敛固涩。

临床应用

①肝肾亏虚、腰膝酸软：山茱萸 12 克，熟地 24 克，淮山药 12 克，丹皮 9 克，茯苓 9 克，泽泻 9 克，水煎服。

②遗精、遗尿：山茱萸 10 克，覆盆子 10 克，金樱子 10 克，沙苑子 10 克，桑螵蛸 6 克，水煎服。

紫金牛

来源 紫金牛科植物紫金牛 *Ardisia japonica*（Thunb.）Bl. 的全草。

别名 矮地茶、平地木。

速认特点

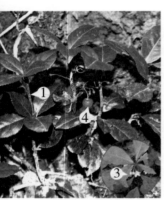

①小灌木；具匍匐茎，长而横走。

②叶对生或近轮生，3~4叶聚生于茎梢，叶片狭椭圆形至宽椭圆形，边缘具细锯齿，散生腺点，侧脉5~8对，细脉网状。

③花序近伞形，腋生，有花2~5朵，常下垂；萼裂片三角状卵形，带红色，具缘毛；花冠白色或带粉红色，裂片宽卵形，具红色腺点；雄蕊5枚，雌蕊与花冠等长。

④果实球形或扁球形，由鲜红色转紫黑色，具疏腺点。

生境 阴湿山坡、灌丛、竹林下、油茶林下。

功效 止咳化痰，通经活血，清热利湿。

临床应用

①气管炎：紫金牛15克，鱼腥草10克，杏仁10克，前胡10克，白前10克，制百部10克，炙紫菀10克，炙冬花10克，桔梗10克，茯苓10克，桂枝10克，炙甘草6克，水煎服。

②月经不调：紫金牛10克，益母草10克，丹参20克，水煎服。

过路黄

来源 报春花科植物过路黄 *Lysimachia christinae* Hance 的全草。

别名 对坐草、金钱草。

速认特点

① 多年生匍匐草本；叶对生，叶片心形或宽卵形，先端急尖稀圆钝，基部浅心形，侧脉 3~4 对。

② 花单生于叶腋；花梗长与叶等长或比叶长，花萼 5 深裂，叶片倒披针形或匙形；花冠黄色辐状钟形，裂片舌形，先端稍凹入；雄蕊 5 枚，中部合生成狭筒，外面具黄色糠皮状腺体；子房球形，花柱略长于雄蕊。

③ 蒴果球形，疏具黑色腺条，瓣裂。

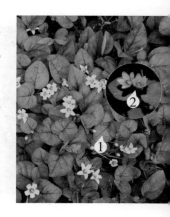

生境 路边、沟边、潮湿草丛中。

功效 除湿退黄，利尿通淋，解毒消肿。

临床应用

①石淋、热淋：金钱草 50 克，水煎服；或金钱草 30 克，鸡内金 30 克，海金沙 20 克（包煎），滑石 15 克，瞿麦 15 克，萹蓄 15 克，车前子 15 克（包煎），水煎服。

②湿热黄疸：金钱草 30 克，茵陈 20 克，栀子 10 克，虎杖 10 克，水煎服。

注：同属植物点腺过路黄亦可作同种药材使用。

柿

来源 柿树科植物柿 *Diospyros kaki* Thunb. 的宿萼或叶。

别名 柿蒂、柿叶。

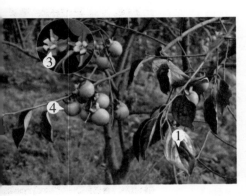

速认特点

①落叶乔木；叶片宽椭圆形、长圆状卵形或倒卵形，先端急尖或凸渐尖，基部宽楔形或近圆形；上面深绿色有光泽，下面疏生褐色柔毛。

②花雌雄异株或杂性同株；雄花3朵集成短聚伞花序，苞片披针状线形；花萼4深裂，裂片披针形，花冠黄白色，坛状，花冠筒裂片狭卵形，雄蕊16枚，有毛。

③雌花单生于叶腋，花萼萼筒有毛，4深裂，裂片宽三角形，无毛；花冠白色，坛状，子房卵形，无毛；花柱4裂，退化雄蕊8枚。

④果卵圆形或扁球形，橙黄色或橘红色，有光泽，无毛。

生境 山坡或栽培于房前屋后。

临床应用

①顽固性呃逆：柿蒂9克，丁香6克，生姜9克，人参3克，水煎服。

②糖尿病：柿树叶10克，翻白草10克，紫茉莉根10克，水煎服。

金钟花

来源 木樨科植物金钟花 *Forsythia viridissima* Lindl. 的叶、根或果壳。

别名 水连翘。

速认特点

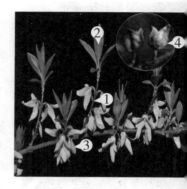

①落叶灌木；小枝直立，四棱形，髓成薄片状。

②单叶对生；叶片椭圆状长圆形至卵状披针形，先端渐尖或急尖，基部楔形，边缘中部以上有锯齿，侧脉4~6对。

③花先叶开放，1~3朵簇生于叶腋；花梗基部有数枚钻形苞片，花萼钟形，4裂至中部，裂片卵形或椭圆形，为花冠筒之半，缘有睫毛；花冠黄色，钟形，4深裂，裂片狭长圆形，先端钝；雄蕊2枚，雌蕊柱头2裂。

④蒴果卵球形，顶端尖，基部圆形，表面常散生棕色鳞秕或疣点，果梗基部苞片宿存。

生境 溪沟边、林下、灌丛中。

功效 活血散瘀，祛风泻火，清热解毒。

临床应用

①跌打损伤：鲜金钟花根适量，木芙蓉根皮适量，捣烂外敷。

②目赤肿痛：金钟花叶或果壳15克，青葙全草20克，水煎服。

连翘

来源　木樨科植物连翘 *Forsythia suspensa*（Thunb.）Vabl 的果实。
别名　青翘。

速认特点

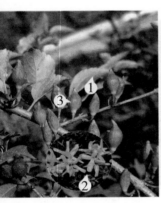

①落叶灌木；单叶有时成三出复叶，叶片卵形、宽卵形或长圆状卵形，先端急尖，基部圆形或宽楔形，边缘除基部外有锯齿，侧脉4~6对；三出复叶的侧生小叶远小于顶生小叶，小叶无柄。

②花先叶开放，常单朵生于叶腋；花梗基部有数枚钻形苞片，花萼钟形，4深裂达基部，裂片长圆形，与花冠筒近等长，先端钝，缘有睫毛，花冠黄色，钟形，4深裂，裂片倒卵状椭圆形或长圆形；雄蕊2枚，雌蕊柱头2裂。

③蒴果卵球形，长约1.5厘米，顶端尖，基部圆形，表面散生疣点；果梗基部苞片宿存。

生境　山坡灌丛、林下，或沟谷疏林中。
功效　清热解毒，消痈散结，疏散风热。

临床应用

①痈肿疮毒：连翘10克，金银花10克，蒲公英10克，野菊花10克，水煎服。

②外感风热：连翘10克，金银花10克，桔梗6克，薄荷6克，牛蒡子6克，竹叶4克，荆芥穗10克，生甘草5克，淡豆豉5克，水煎服。

华双蝴蝶

来源　龙胆科植物华双蝴蝶 *Tripterospermum chinense*（Migo）H. Smith ex Nilsson 的全草。

别名　肺形草。

速认特点

①多年生缠绕草本；基生叶 4 片，两大两小，对生而无柄，平贴地面呈莲座状；叶片椭圆形、宽椭圆形或倒卵状椭圆形，全缘，上面常有网纹；茎生的叶片披针形或卵状披针形，在上部的渐趋狭小，常有短柄，基部短合生。

②花单生叶腋，淡紫色或紫红色，苞片小；花萼具 5 脉，脉上有膜质翅，顶端 5 裂，裂片线形；花冠狭钟状，裂片三角形，先端渐尖，褶片三角形；雄蕊 5 枚，花丝中部以下与花冠筒黏合，但上部分离；子房狭长椭圆形，外有盘状 5 小蜜腺，柱头 2 裂。

③蒴果 2 瓣开裂，种子多数，三棱形有翅。

生境　中高海拔林缘、路边、灌丛中。

功效　清热解毒，止咳利尿。

临床应用

　　①肺癌：肺形草 15 克，盘龙参 10 克，斑叶兰 10 克，水煎服。

　　②肺热咳嗽：肺形草 15 克，鱼腥草 10 克，枇杷叶 10 克，桔梗 10 克，水煎服。

注：同属植物细茎双蝴蝶 *Tripterospermum filicaule* （Hemsl.）H. Smith 的全草亦作肺形草应用。

龙胆

来源 龙胆科植物龙胆 *Gentiana scabra* Bunge 的根。

别名 龙胆草。

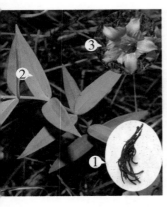

速认特点

①多年生根茎草本，簇生多数细长条状根，淡棕黄色。

②茎直立，略具四棱；叶对生，叶片卵形或卵状披针形，先端渐尖，基部圆形，有3~5条基出脉无柄；下部叶片有时缩小成鳞片状。

③花大单生或簇生于顶端或叶腋，无花梗；苞片披针形；花萼萼筒钟状膜质，裂片线状披针形；花冠蓝紫色，管状钟形，裂片卵形，先端尖，褶片三角形，稀2齿裂；雄蕊5枚，花丝基部具宽翅；子房长椭圆形，花柱短，柱头2裂。

④蒴果长圆形；种子多数，线形，边缘锯齿。

生境 中高海拔山坡、路边、草丛中。

功效 清热燥湿，泻肝胆火。

临床应用

①带状疱疹：龙胆草6克，黄芩9克，山栀子9克，泽泻12克，木通9克，车前子9克，当归8克，生地黄20克，柴胡10克，生甘草6克，水煎服。

②湿热下注、湿疹瘙痒：龙胆草6克，黄檗10克，苦参10克，苍术10克，水煎服。

獐牙菜

来源　龙胆科植物獐牙菜 *Swertia bimaculata* Hook. f. et Thoms. 的全草。

别名　紫花青叶胆。

速认特点

①多年生直立草本；叶对生，基部的叶片长圆形，叶柄长可达9厘米，花时枯萎；茎生的叶片卵状椭圆形至卵状披针形，先端渐尖，基部宽楔形或圆形，无柄或有短柄，扩大合生。

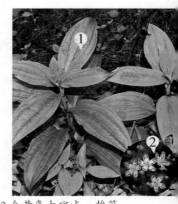

②聚伞花序顶生或腋生，常呈圆锥状；花淡绿色，花萼5深裂，裂片长圆状披针形，花冠5深裂近基部，裂片长圆状披针形；淡绿色具紫色小斑点，中部有2个黄色大斑点；雄蕊5枚，子房狭圆锥形。

③蒴果长卵形，2瓣开裂；种子褐色，圆形，表面有疣状突起。

生境　路边、山坡、溪沟边阴湿处。

功效　清湿热，健胃。

临床应用

①黄疸肝炎：獐牙菜10克，红大戟根10克，水煎服。

②痢疾：獐牙菜10克，铁苋菜10克，地锦草10克，水煎服。

注：同属植物江浙獐牙菜 *Swertia hicknii* Burkill 亦可同等应用。

柳叶白前

来源 萝摩科植物柳叶白前 *Cynanchum stauntonii* （Decne.）
Schltr. ex Levl. 的根及根茎。

别名 白前。

速认特点

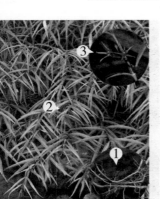

①直立草本；根茎黄白色，细长匍匐，节
上簇生多数纤细须根。

②叶对生，叶片狭披针形至线形，先端渐
尖，基部楔形，侧脉约 6 对，不明显；叶
柄长 3~5 毫米。

③伞形聚伞花序腋生，有花 3~8 朵；中部
以上有小苞片多数；花萼 5 深裂，裂片披
针形；花冠紫红色，辐状，裂片线状披针

形，先端稍钝，副花冠裂片盾状，隆肿；花粉块长圆形下垂；
柱头微凹，包在花药的薄膜内。

④蓇葖果单生，披针状长圆柱形，种子顶端有白色种毛。

生境 水沟边、溪边、水库尾、田边阴湿处。

功效 降气化痰，止咳平喘。

临床应用

①外感风寒咳嗽：白前 10 克，桔梗 10 克，荆芥 5 克，炙
紫菀 10 克，炙百部 10 克，甘草 5 克，陈皮 10 克，水煎服。

②咳喘浮肿、喉中痰鸣：白前 6 克，炙紫菀 9 克，法半
夏 9 克，大戟 3 克，水煎服。

徐长卿

来源　萝藦科植物徐长卿 *Cynanchum paniculatum*（Bunge）
Kitagawa 的根及根茎。

别名　站丝。

速认特点

①多年生直立草本；地下有短根茎及
多数细长须根。

②叶稀疏对生，叶片狭披针形或线形，
先端渐尖，基部楔形，边缘略翻卷，
有缘毛，侧脉多对不明显。

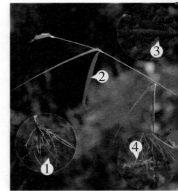

③圆锥状聚伞花序生于顶端叶腋内，
果实可达 20 厘米；花萼 5 深裂，裂片
卵状披针形；花冠黄绿色，近辐状，
裂片三角状卵形，副花冠裂片 5 枚，基部增厚，顶端钝，花粉
块椭圆状长圆形，下
垂；子房椭圆形，柱头五角星状。

④蓇葖果单生，披针状圆柱形，长渐尖；种子长圆形，有长约
1 厘米的种毛。

生境　中高海拔路边、草丛中，或田边。

功效　理气止痛，解毒。

临床应用

①胃痛腹痛：徐长卿 6 克，水煎服。

②各种皮肤疾病：徐长卿 6 克，苦参 10 克，地肤子 10 克，
白藓皮 10 克，煎汤外洗。

牛皮消

来源　萝摩科植物牛皮消 *Cynanchum auriculatum* Royle ex Wight 的根。

别名　飞来鹤。

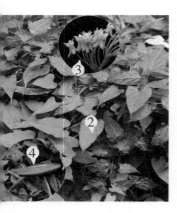

速认特点

①缠绕半灌木，地下有肥厚的块根。

②叶对生，叶片宽卵状心形或卵形，先端短渐尖或渐尖，基部深心形，两侧常具耳状下延或内弯。

③聚伞花序伞房状，有花可达 30 朵；花萼裂片卵状长圆形或披针形；花冠白色，辐状，裂片卵状长圆形，先端圆钝，翻折；副花冠浅杯状，5 深裂，裂片肉质，椭圆形或长圆形，每裂片内部有 1 个三角形舌状鳞片；花药顶端有卵圆形膜片，花粉块长圆形，下垂；柱头圆锥状，顶端 2 裂。

④菁荚果双生，披针状圆柱形，种子长颈瓶状，基部宽广，具波状齿，种毛白色。

生境　山坡、路旁、灌丛中。

功效　健胃，平喘，止痛。

临床应用

①乳痈：牛皮消根 20 克，炖鸡，吃肉服汤。

②咳嗽气喘：牛皮消根 15 克，天浆壳 10 克，杏仁 10 克，前胡 10 克，炒枳壳 10 克，桔梗 10 克，法半夏 9 克，水煎服。

菟丝子

来源　旋花科植物菟丝子 *Cuscuta chinensis* Lam. 的成熟种子。

别名　无根草。

速认特点

①一年生寄生草本；茎纤细如丝状，缠绕，黄色，无叶。
②花于茎侧簇生成球状，总花梗较粗壮，花梗短或无；

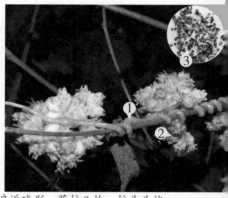

苞片及小苞片鳞片状，花萼杯状或碗状，5裂至中部，裂片三角形，先端钝；花冠白色，壶形，裂片三角状卵形，向外反曲；雄蕊着生于花冠裂片稍下处，花丝短；子房近球形，花柱2枚，柱头头状。
③蒴果球形，几乎全部为宿存花冠所包围，熟时整齐周裂；种子2~4颗，卵形，淡褐色。

生境　寄生于豆科植物、半枝莲、花生、马铃薯等植物上。

功效　补肾固精，养肝明目，止泻，安胎。

临床应用

①肾虚腰痛、阳痿遗精：菟丝子20克，枸杞子20克，覆盆子10克，五味子10克，车前子10克，水煎服。

②肝肾不足、胎动不安：菟丝子20克，桑寄生10克，川续断10克，阿胶10克（药汤烊化），水煎服。

注：同属寄生植物金灯藤 *Cuscuta japonica* Choisy 的成熟种子亦有类似功效。

牵牛

来源 旋花科植物牵牛 *Pharbitis nil*（Linn.）Choisy 的成熟种子。
别名 二丑、黑丑、白丑。

速认特点

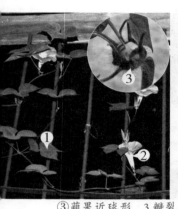

①一年生缠绕草本；叶互生，叶片宽卵形或近圆形，通常 3 中裂，基部深心形。

②聚伞花序有花 1~3 朵，苞片线形，被毛；小苞片 2 枚，线形，萼片 5 深裂，裂片近等长，线状披针形，外被长硬毛；花冠白色、淡蓝色、蓝紫色至紫红色，漏斗状，冠檐全缘或 5 浅裂；雄蕊内藏，贴生于冠筒内，花丝基部被白色柔毛；子房 3 室，每室 2 颗胚珠，柱头头状。

③蒴果近球形，3 瓣裂或每瓣再分裂为 2；种子卵状三棱形，黑褐色或淡黄褐色，被灰白色短柔毛。

生境 路边篱笆、公园、灌丛。

功效 泻下逐水，去积杀虫。

临床应用

①痰饮咳喘、面目浮肿：牵牛子 9 克，葶苈子 10 克，杏仁 10 克，陈皮 10 克，水煎服。

②胃肠湿热积滞、大便秘结：牵牛子 9 克，木香 6 克，炒槟榔 10 克，枳实 9 克，桃仁 10 克，水煎服。

注：同属植物圆叶牵牛的成熟种子亦可作牵牛子药用。

马鞭草

来源　马鞭草科植物马鞭草 *Verbena officinalis* Linn. 的全草。
别名　野荆芥。

速认特点

①多年生草本；茎四方形，节和棱上有硬毛。
②叶对生，叶片卵圆形至长圆状披针形，基生的叶片边缘有粗锯齿和缺刻，茎生的叶片 3 深裂或羽状深裂，裂片边缘有不整齐的锯齿，基部楔形下沿于叶柄上。
③穗状花序顶生或生于茎上部叶腋；花小，初密集，果时疏离；苞片狭三角状披针形，花萼具硬毛，顶端有 5 齿；花冠淡紫红色，裂片 5 枚，略呈二唇形；雄蕊 4 枚，2 强；子房 4 室，每室 1 颗胚珠。
④果实长圆形，包藏于宿萼内，成熟后 4 瓣裂。

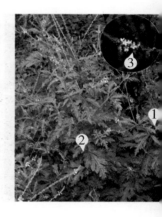

生境　路边、山坡、溪边、林缘。
功效　清热解毒，活血通经，利尿消肿。
临床应用

①外感风寒、头痛：马鞭草 15 克，白芷 10 克，细辛 3 克，藁本 10 克，羌活 10 克，桂枝 6 克，炒芍药 10 克，生姜 6 克，生甘草 5 克，水煎服。
②月经不调：马鞭草 15 克，益母草 10 克，丹参 20 克，熟地 20 克，炒芍药 10 克，川芎 10 克，当归 15 克，水煎服。

华紫珠

来源 马鞭草科植物华紫珠 *Callicarpa cathayana* H. T. Chang 的叶和花。

别名 紫珠。

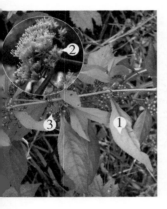

速认特点

①灌木；叶片卵状椭圆形至卵状披针形；先端长渐尖，基部楔形下延，两面近无毛而有红色或红褐色细粒状腺点，边缘密生细钝锯齿。

②聚伞花序纤细，3~4次分歧；总花梗约与叶柄近等长；花萼有星状毛和红色腺点，萼齿不明显；花冠4裂，淡紫红色，有腺点；雄蕊4枚，子房上位无毛，4室，每室1颗胚珠。

③果实球形，紫色，直径约2毫米。

生境 山坡、山谷、溪旁、灌丛中。

功效 收敛止血，清热解毒。

临床应用

①外伤出血：华紫珠叶适量，研粉敷伤处。

②胃出血：华紫珠叶粉3克，三七粉2克，白芨粉2克，温开水吞服。

大青

来源 马鞭草科植物大青 *Clerodendrum cyrtophyllum* Turcz. 的根。

别名 野靛青。

速认特点

①灌木或小乔木；叶片有臭味，椭圆形卵状椭圆形或长圆状披针形，先端渐尖或急尖，基部圆形或宽楔形，全缘，萌枝上的叶片常有锯齿，侧脉6~10对。

②伞房状聚伞花序，生于枝顶或近至顶叶腋；苞片线形，花萼杯状，外面被黄褐色短柔毛，顶端5裂；花冠高脚碟状，白色，花冠筒裂片卵形，雄蕊4枚，和花柱均伸出花冠外，柱头2浅裂；子房4室，每室1颗胚珠。

③果实球形至倒卵形，熟时蓝紫色。

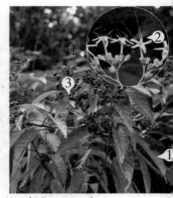

生境 山坡、路边、林缘灌丛中。

功效 清热解毒，凉血。

临床应用

①流感：大青根30克，板蓝根20克，贯众10克，水煎服。

②痢疾：大青根30克，十大功劳20克，铁苋菜10克，水煎服。

海州常山

来源 马鞭草科植物海州常山 *Clerodendrum trichotomum* Thunb. 的叶。

别名 臭梧桐。

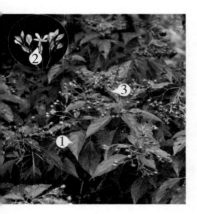

速认特点

①落叶灌木；叶片卵形至卵状椭圆形，稀宽卵形，先端渐尖，基部宽楔形至截形，全缘，有时边缘波状或有不规则齿；两面幼时疏生短柔毛。

②伞房状聚伞花序，生于枝顶及上部叶腋，苞片状狭椭圆形，早落；花萼蕾时绿白色，果时紫红色，5深裂，裂片三角状披针形或长卵形；花冠顶端5裂，白色，花冠筒裂片长椭圆形，雄蕊4枚，与花柱均伸出花冠外；子房4室，每室1颗胚珠。

③核果近球形，成熟时蓝黑色，被宿萼所包。

生境 山坡、路边、沟谷。

功效 祛风湿，活络。

临床应用

①风湿痹痛、步履不健：臭梧桐叶100克、豨莶草100克等分研为末，每次服5克，日服2次。

②高血压：臭梧桐叶10克，钩藤5克，泡茶饮。

单叶蔓荆

来源　马鞭草科植物单叶蔓荆 *Vitex trifolia* Linn. var simplicifolia Cham. 的成熟果实。

别名　蔓荆子。

速认特点

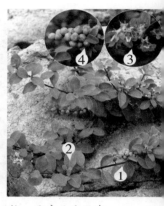

①落叶灌木；茎匍匐，节处常生不定根，小枝四棱形，密生细柔毛，老枝圆柱形。

②单叶对生，叶片倒卵形至近圆形，先端通常钝圆，基部楔形至宽楔形，全缘，上面绿色，被微柔毛，下面密被灰白色短柔毛。

③圆锥花序顶生，与花梗均密被灰白色短柔毛，花萼钟形，顶端5浅裂，外面密被灰白色短柔毛，果时略增大；花冠淡紫色或蓝紫色，两面有毛，花冠筒顶端5裂，二唇形，下唇中裂片较大，雄蕊4枚；子房无毛而密被腺点，柱头2裂。

④核果近球形，成熟时黑色。

生境　海边沙滩。

功效　疏散风热，清利头目。

临床应用

①外感风热、头痛头晕：蔓荆子 10 克，菊花 10 克，薄荷 5 克，桑叶 10 克，杏仁 10 克，连翘 10 克，桔梗 10 克，甘草 5 克，水煎服。

②目生翳障、耳鸣耳聋：蔓荆子 9 克，葛根 9 克，黄芪 15 克，人参 15 克，白芍 6 克，黄檗 6 克，升麻 5 克，炙甘草 3 克，水煎服。

紫背金盘

来源 唇形科植物紫背金盘 *Ajuga nipponensis* Makino 的全草。

别名 白毛夏枯草、筋骨草。

速认特点

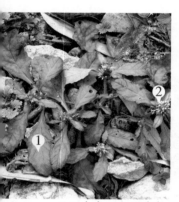

①多年生草本；基生叶在花时常不存在，茎生叶数对，中部的叶最大，叶片宽椭圆形或卵状椭圆形，先端钝，基部楔形，边缘具不整齐的波状锯齿，侧脉4~5对。

②轮伞花序多花，生于茎中部以上，向上渐密集组成顶生穗状花序；苞叶下部者与茎生叶同形，向上渐变小成苞片状，卵形至宽披针形；花萼钟形，萼齿狭三角形或三角形；花冠白色，具深色条纹或淡紫色，上唇短，直立，下唇3裂，中裂片扇形，侧裂片狭长圆形；雄蕊4枚，2强，伸出花冠外；子房4裂，花柱顶端2浅裂。

③小坚果倒卵状三棱形，背部具网纹，侧腹面具宽大合生面。

生境 路旁、山脚下、田边、荒地。

功效 清热解毒，凉血消肿。

临床应用

①上火、口腔溃疡：白毛夏枯草15克，水煎服或泡茶饮。

②风湿性关节炎：白毛夏枯草30克，鱼腥草20克，南天竹根10克，红藤20克，水煎服。

半枝莲

来源 唇形科植物半枝莲 *Scutellaria barbata* D. Don 的全草。

别名 并头草。

速认特点

①多年生草本；茎下部匍匐生根，上部直立，四棱形。

②叶片卵形、三角状卵形或卵状披针形，先端急尖或稍钝，基部宽楔形或近截形，边缘具浅钝齿，侧脉 2~3 对。

③花对生，偏向一侧，排列成长 4~10 厘米的顶生或腋生的总状花序；下部苞叶

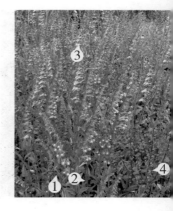

叶状，上部的逐渐变小，全缘；花萼裂片具短缘毛；花冠二唇形，蓝紫色，有短柔毛；花冠筒基部囊状增大；雄蕊 4 枚，2 强；子房 4 裂，花柱顶端不等 2 浅裂。

④小坚果褐色，扁球形，具小疣状突起。

生境 水沟边、田边、溪滩。

功效 清热解毒，利尿消肿。

临床应用

①各种癌症：半枝莲 30 克，白花蛇舌草 20 克，三叶青 10 克，斑叶兰 10 克，水煎服。

②毒蛇咬伤：鲜半枝莲适量，鲜半边莲适量，鲜七叶一枝花适量，捣烂外敷。

活血丹

来源　唇形科植物活血丹 *Glechoma longituba*（Nakai）Kupr. 的全草。

别名　连钱草。

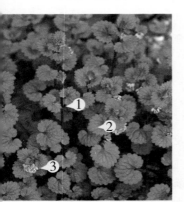

速认特点

①多年生葡匐草本；茎基部常呈淡紫红色，通常有分枝，四棱形。

②叶片心形、肾心形或肾形，先端急尖或钝圆，基部心形，边缘具圆齿或粗锯齿状原齿。

③轮伞花序腋生，通常2花；苞片及小苞片线形，花萼管状，外面有长柔毛，萼齿先端芒状，边缘具缘毛；花冠淡红紫色，二唇形，下唇具深色斑点，花冠筒直立，上部膨大成钟形；上唇短，直立，先端2裂；雄蕊4枚，2强；子房无毛，花柱顶端近相等2裂。

④小坚果长圆状卵形，顶端圆，基部略呈三棱形，无毛。

生境　菜地边、沟边、路边。

功效　清热解毒，排石通淋。

临床应用

①胆结石、尿道结石：活血丹60克，水煎服。

②食物、药物中毒：大量鲜活血丹捣汁频服。

夏枯草

来源　唇形科植物夏枯草 *Prunella vulgaris* Linn. 的果穗。

别名　夏枯球。

速认特点

①多年生草本，茎盾四棱形，常带紫红色。

②叶片卵形或卵状长圆形，先端钝，基部圆形或宽楔形，下延至叶柄成狭翅，边缘具不明显的波状齿或几近全缘，侧脉 3~4 对。

③轮伞花序密集成长 2~5 厘米的顶生穗状花序；苞片膜质，扁心形，先端尾尖，边缘具睫毛，浅紫色；花萼管状钟形，萼檐二唇形；花冠蓝紫色或红紫色，二唇形，上唇圆形，多少成盔状，下唇较短，中裂片较大，倒心形，侧裂片长圆形，反折下垂，雄蕊 4 枚，2 强；子房无毛，花柱纤细，伸出冠外。

④小坚果黄褐色，长圆状卵形。

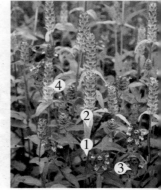

生境　路边、草地、荒地、山坡草丛中。

功效　清肝火，散郁结。

临床应用

①肝火上炎、目赤肿痛：夏枯草 10 克，白菊花 10 克，决明子 10 克，金银花 10 克，连翘 10 克，水煎服。

②瘰疬瘿瘤：夏枯草 10 克，浙贝母 10 克，玄参 10 克，生牡蛎 20 克（先煎），海蛤壳 10 克（先煎），昆布 10 克，海藻 10 克，水煎服。

益母草

来源 唇形科植物益母草 *Leonurus artemisia* （Lour.） S.Y.Wu 的地上部分或果实。

别名 茺蔚子（果实）。

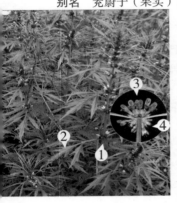

速认特点

①一年生或二年生草本；茎钝四棱形，微具槽，有倒向糙伏毛。

②叶片形状变化大，基生叶片圆心形，边缘5~9浅裂；下部茎生的叶片掌状3全裂；最上部的叶片线形或线状披针形，全缘或具牙齿。

③轮伞花序腋生，具8~15花，小苞片针刺状；花梗极短或无；花萼钟状管形，具明显5脉；花冠粉红或淡紫红色，二唇形，上唇直伸而内凹，全缘，下唇3裂，中裂片倒心形，侧裂片卵形；雄蕊4枚，2强；子房无毛，花柱顶端相等2裂。

④小坚果长圆状三棱形，顶端截平，淡褐色，光滑。

生境 路边、村边荒地、溪边、田地边。

功效 活血调经，利水消肿。

临床应用

①血滞经闭、痛经：益母草20克，当归15克，川芎10克，木香6克，赤芍10克，水煎服。

②水瘀互阻、小便不利：益母草20克，白茅根15克，泽兰10克，石韦10克，水煎服。

丹参

来源 唇形科植物丹参 *Salvia miltiorrhiza* Bunge 的根及根茎。

别名 赤丹参、紫丹参。

速认特点

①多年生直立草本；根细长圆柱形，肉质，表面朱红色。

②茎四棱形，具槽，密被长柔毛，上部有分枝。

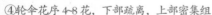

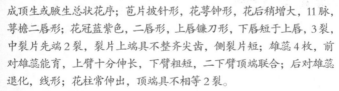

③叶为羽状复叶；小叶 3~5 片，稀为 7 片；小叶片卵圆形、椭圆状卵形或卵形，顶生小叶常较侧生小叶大，先端急尖或渐尖，基部圆形或浅心形，有时偏斜，边缘具圆齿，两面均有柔毛。

④轮伞花序 4-8 花，下部疏离，上部密集组成顶生或腋生总状花序；苞片披针形，花萼钟形，花后稍增大，11 脉，萼檐二唇形；花冠蓝紫色，二唇形，上唇镰刀形，下唇短于上唇，3 裂，中裂片先端 2 裂，裂片上端具不整齐尖齿，侧裂片短；雄蕊 4 枚，前对雄蕊能育，上臂十分伸长，下臂粗短，二下臂顶端联合；后对雄蕊退化，线形；花柱常伸出，顶端具不相等 2 裂。

⑤小坚果黑色，椭圆形。

生境 山坡、路边、溪沟边阴湿处，或栽培于田地。

功效 活血调经，凉血消痈，安神。

临床应用

①产后瘀滞腹痛：丹参 15 克，当归 15 克，桃仁 10 克，川芎 10 克，炮姜 6 克，炙甘草 5 克，水煎服。

②冠心病、心绞痛：丹参 20 克，红花 10 克，川芎 10 克，降香 6 克（后下），水煎服。

薄荷

来源 唇形科植物薄荷 *Mentha haplocalyx* Briq. 的地上部分。
别名 野薄荷、夜息香。

速认特点

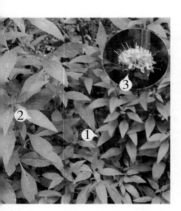

①多年生芳香草本；具匍匐根茎，茎下部匍匐，上部直立，多分枝，锐四棱形。
②叶片长圆状披针形、披针形或卵状披针形，先端急尖或稍钝，基部楔形，边缘在基部以上疏生粗大牙齿状锯齿，侧脉5~6对。
③轮伞花序多花，腋生；小苞片狭披针形，花萼管状钟形，萼齿三角形或狭三角形，花冠二唇形，淡红色、青紫色或白色，冠檐4裂，裂片长圆形，裂片较大，先端2裂，下面3裂片，全缘；雄蕊4枚，2强；花柱略超出雄蕊。
④小坚果卵形，黄褐色，具小腺窝。

生境 路边、田地边、溪沟边。
功效 疏散风热，清利头目，利咽透疹，疏肝解郁。
临床应用

①慢性咽喉炎：薄荷5克，玄参10克，桔梗10克，金银花10克，生甘草5克，泡茶饮。
②肝郁气滞、胸闷胁痛：薄荷5克（后下），柴胡6克，当归10克，炒白术10克，炒白芍10克，茯苓10克，生姜6克，生甘草5克，水煎服。

硬毛地笋

来源 唇形科植物硬毛地笋 *Lycopus lucidus* Turcz. var. hirtus Regel 的地上部分。

别名 地瓜儿苗、泽兰。

速认特点

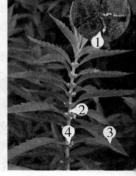

①多年生草本；根状茎横走，白色，顶端肥大呈圆柱形。

②茎通常不分枝，四棱形，具槽，有时节上多少带红紫色，棱上常有多节短硬毛，节上密生硬毛。

③叶近无柄或具极短柄，叶片披针形，先端渐尖，基部渐狭，边缘具尖锐锯齿，上面有细伏毛，下面脉上有刚毛状硬毛，并散生凹陷腺点，侧脉多对。

④轮伞花序近圆球形；小苞片卵形至披针形，下面具腺点；花萼钟形，萼齿5枚，披针状三角形；具刺尖头，边缘有睫毛；花冠白色，二唇形，上唇近圆形，下唇中裂片较大，先端微凹。雄蕊4枚，2强，前对雄蕊超出花冠，后对雄蕊退化成棍棒状；花柱伸出花冠外。

⑤小坚果卵状四边形，褐色，有腺点。

生境 田地边、水沟边、路边。

功效 活血祛瘀调经，利水消肿。

临床应用

①妇科血瘀经闭、痛经：泽兰15克，当归10克，川芎10克，香附10克，红花6克，桃仁10克，炒白芍10克，水煎服。

②胸胁损伤、瘀痛：泽兰15克，醋元胡10克，丹参20克，郁金10克，当归15克，制乳香10克，制没药10克，炒地鳖虫10克，水煎服。

紫苏

来源 唇形科植物紫苏 *Perilla frutescens* （Linn.）Britt. 的茎、叶或小坚果。

别名 苏梗（茎）、苏叶（叶）、苏子（小坚果）。

速认特点

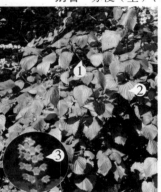

①一年生芳香草本；茎直立，绿色、绿紫色或紫色，钝四棱形，具槽。

②叶片宽卵形或近圆形，先端急尖或尾尖，基部圆形或宽楔形，边缘有粗锯齿，两面绿色或紫色，或仅下面紫色，上面疏生毛，下面有贴身柔毛，侧脉7~8对。

③轮伞花序2花，组成偏向一侧的顶生或腋生长2~15厘米的总状花序；苞片卵圆形或近圆形，具腺点；花萼钟形，果时增大，长达11毫米，萼筒外面密生长柔毛，并杂有黄色腺点，萼檐二唇形；花冠冠檐二唇形，白色、粉红色或紫红色；雄蕊4枚，2强。

④小坚果三棱状球形，灰白色或棕褐色，具网纹。

生境 路边、荒地，或栽培于菜园、公园。

功效 发汗解表，行气宽中，解鱼蟹毒（苏叶）；降气化痰，止咳平喘，润肠通便（苏子）。

临床应用

①外感风寒、咳嗽痰多：苏叶9克，法半夏9克，茯苓9克，前胡9克，杏仁9克，桔梗6克，枳壳6克，陈皮6克，甘草3克，大枣3枚，水煎服。

②肠燥便秘：苏子10克，杏仁10克，火麻仁10克，瓜蒌仁10克，水煎服。

苦蒇

来源　茄科植物苦蒇 *Physalis angulata* Linn. 的全草。

别名　灯笼泡。

速认特点

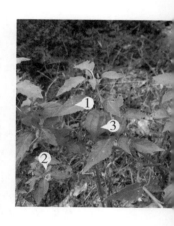

①一年生草本；叶片宽卵形或卵状椭圆形，
先端渐尖或急尖，基部偏斜，全缘或具不
等大的锯齿。

②花单生于叶腋，花萼钟状，密生短柔毛，
5中裂，裂片披针形，花冠淡黄色，喉部
常有紫色斑点，钟状，5浅裂，雄蕊5枚，
花药紫色。

③浆果球形，被膨大的宿存萼所包围，宿
萼卵球形，具细柔毛，熟时草绿色或淡黄
绿色；种子淡黄色，圆盘状。

生境　山坡、林下、田边、路旁。

功效　清热解毒，凉血消肿。

临床应用

①天胞疮（头面部危险三角区增生溃烂）：鲜苦蒇全草
适量，捣烂外敷。

②咽喉肿痛、扁桃体肿大：苦蒇10克，草珊瑚10克，
鲜铁皮石斛10克，三叶青10克，冰糖20克，水煎服。

枸杞

来源 茄科植物枸杞 *Lycium chinensis* Mill. 的果实或根皮。

别名 枸杞子（果实）、地骨皮（根皮）。

速认特点

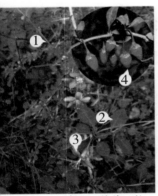

①落叶小灌木；幼枝有棱角，有棘刺生于叶腋或小枝顶端。

②叶互生或2~4片簇生于短枝上，叶片卵形至卵状菱形、长椭圆形或卵状披针形，先端急尖或钝，基部渐狭成短柄，全缘，侧脉不明显。

③花常单生或2至数朵簇生，花萼钟状，常3中裂或4~5齿裂；花冠紫色，基部有深紫色的放射状线条，漏斗状，5深裂，边缘有缘毛；雄蕊5枚，子房上位，2室；柱头头状。

④浆果卵形或长椭圆状卵形，熟时鲜红色；种子多数，扁平肾形，黄色，表面多有点状网纹。

生境 路边、坎边墙角下、园地边。

功效 补肝肾，明目（枸杞子）；凉血退蒸，清肺降火（地骨皮）。

临床应用

①白癜风初发：枸杞子30克，每日嚼服。

②阴虚发热、盗汗骨蒸：地骨皮10克，鳖甲15克（先煎），知母10克，银柴胡10克，秦艽10克，浙贝母10克，当归15克，水煎服。

白英

来源　茄科植物白英 *Solanum lyratum* Thunb. 的地上部分。
别名　白毛藤。

速认特点

①多年生草质藤本；叶互生，叶片琴形
或卵状披针形，先端急尖、渐尖或长渐
尖，基部大多为戟形 3~5 深裂，裂片全
缘；两面均有白色具光泽的长柔毛。
②聚伞花序疏花，顶生或腋外生；花梗基
部具关节；花萼杯状，5 浅裂，花冠蓝紫
色或白色，花冠筒藏于萼内，顶端 5 深裂，
裂片椭圆状披针形，自基部向下反折；雄
蕊 5 枚，子房卵形，柱头小，头状。

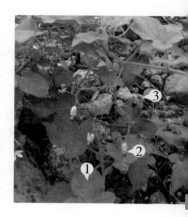

③浆果球形，具小宿萼，成熟时红色；种子近盘状，扁平。

生境　阴湿的路边、山坡，或栽种于房前屋后。
功效　清热解毒，祛风利湿。
临床应用

①感冒发热：白英 15 克，鸭跖草 15 克，三叶青 10 克，
小春花 10 克，水煎服。
②阴道炎：白英 30 克，千里光 30 克，蛇床子 30 克，
黄檗 30 克，白藓皮 30 克，煎汤外洗。

玄参

来源 玄参科植物玄参 *Scrophularia ningpoensis* Hemsl. 的根。

别名 元参。

速认特点

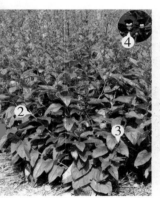

①多年生高大草本；地下块根纺锤状或胡萝卜状。

②茎四棱形，有浅槽，无翅或有极狭的翅。

③叶在茎下部对生，上部叶有时互生，叶片多变化，多为卵形，有时上部叶为卵状披针形至披针形，先端渐尖，基部楔形、圆形或近心形，边缘有细钝锯齿。

④聚伞花序疏散、开展成圆锥形；花萼裂片圆形，花冠暗紫色，5裂，上面4裂片直立，下面1裂片开展，雄蕊4枚，2强，退化雄蕊1枚，子房2室，柱头浅2裂。

⑤蒴果卵圆形，花柱宿存；种子多粒，圆卵形，粗糙。

生境 山坡、林缘，或栽培于田地、房前屋后。

功效 清热凉血，滋阴解毒。

临床应用

①阴虚火旺、咽喉肿痛：玄参10克，麦冬10克，桔梗10克，金银花10克，薄荷5克，甘草5克，水煎服。

②阳明温病、津亏便秘：玄参30克，麦冬24克，生地24克，水煎服。

阴行草

来源　玄参科植物阴行草 *Siphonostegia chinensis* Benth. 的全草。

别名　土茵陈。

速认特点

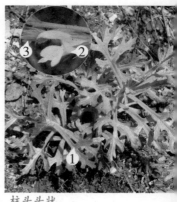

①一年生草本；叶对生，茎上部的叶互生，叶片宽卵形或三角形，2 回羽状全裂；裂片约 3 对，线状披针形，先端急尖，全缘。

②花对生于茎枝上部，或有时假对生，形成稀疏的总状花序；苞片叶状，羽状深裂或全裂，花萼筒有主脉 10 条，顶端稍缩紧，5 裂，裂片披针形；花冠黄色，二唇形，上唇镰状拱曲，紫红色，下唇顶端 3 裂，雄蕊 4 枚，2 强；子房长卵形，柱头头状。

③蒴果披针状长圆形，包藏于宿存的花萼内；种子长卵形，有皱纹，黑色。

生境　山坡、路边、林下草丛中。

功效　清热利湿，利胆退黄。

临床应用

①急性黄疸性肝炎：阴行草 15 克，栀子 12 克，大黄 6 克（后下），醋制红大戟 3 克，水煎服。

②肾结石：阴行草 15 克，过路黄 20 克，海金沙根 15 克，水煎服。

凌霄

来源 紫葳科植物凌霄 *Campsis grandiflora*(Thunb.)Schum.的根或花。

别名 凌霄花。

速认特点

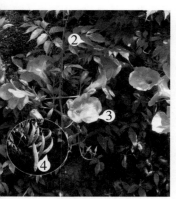

①落叶攀缘藤本；茎具气生根或攀缘根。

②叶对生，奇数羽状复叶，小叶通常7~9枚，小叶片卵形至卵状披针形，先端长渐尖，基部宽楔形，两侧不等大，边缘有粗锯齿，侧脉6~7对。

③花大，组成大型疏散的圆锥花序；顶生花萼钟状，5裂至中部，裂片披针形；花冠漏斗状钟形，内面鲜橘红色，外面橙黄色，5裂，裂片等大，半圆形；雄蕊4枚，2强，着生于花冠筒近基部，花柱线形，柱头扁平，2裂。

④蒴果长如豆荚，顶端钝；种子多粒，扁平，两端有膜质翅。

生境 山坡、路旁、水沟边，或栽培于庭院、公园。

功效 活血调经，散瘀消肿。

临床应用

①闭经：凌霄花9克，红花6克，桃仁10克，当归15克，益母草10克，川芎10克，赤芍10克，水煎服。

②风湿痹痛：凌霄花9克，红藤20克，炒地龙10克，炒白僵蚕10克，天麻10克，羌活10克，川芎10克，防风12克，海桐皮10克，木香6克，水煎服。

注：同属植物美洲凌霄 *Campsis radicans*（Linn.）Seem.的花亦可作凌霄花应用。

车前

来源 车前科植物车前 *Plantago asiatica* Linn. 的全草或种子。

别名 蛤蟆衣。

速认特点

①多年生草本；根状茎短而肥厚，着生多数须根。

②叶片卵形至宽卵形，先端钝，基部楔形，全缘或有波状浅齿，两面均无毛，叶柄基部膨大。

③穗状花序排列不紧密，花绿白色，苞片宽三角形，比萼片短，两者都有绿色的龙骨状突起；花冠裂片4枚，三角状长圆形；雄蕊4枚，子房2室或假3~4室，每室具1或多颗胚珠。

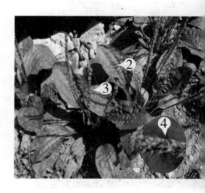

④蒴果椭圆形，近中部开裂，基部有不脱落的花萼，种子6~8粒，卵状或椭圆状多角形，黑褐色至黑色。

生境 山地、路旁、沟边、田边。

功效 清热利尿，渗湿止泻，清肝明目，清肺化痰。

临床应用

①小便淋沥涩痛：车前子10克（包煎），瞿麦10克，萹蓄10克，滑石20克（先煎），栀子10克，甘草5克，木通10克，大黄5克（后下），水煎服。

②痰热、咳嗽：车前子10克（包煎），炙枇杷叶10克，全瓜蒌10克，川贝母5克，水煎服。

钩藤

来源 茜草科植物钩藤 *Uncaria rhynchophylla* （Miq.） Miq. ex
Havil. 带钩的嫩枝。

别名 双钩藤。

速认特点

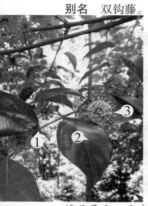

①常绿攀缘灌木；小枝四棱状柱形，光滑无毛。

②叶片椭圆形、宽椭圆形或宽卵形，先端渐
尖，基部圆形或宽楔形，全缘；托叶2深裂，
裂片线形，早落。

③头状花序单个腋生或几个组成顶生的总状
花序；不育花序的总花梗在叶腋上方翻转成
钩状刺；萼筒密被柔毛，顶端5裂，花冠管
状漏斗形，顶端5裂，黄色，裂片舌形，边
缘具柔毛；子房下位，2室，每室有多颗胚珠。

④蒴果倒圆锥形，聚合成一球体，室间开裂为2个分果瓣；种
子多粒，两端具长翅。

生境 路边、溪沟边、灌丛中，或山谷林下。

功效 息风止痉，清热平肝。

临床应用

①高血压：钩藤10克，泡热水饮。

②热极生风、痉挛抽搐：钩藤9克（后下），冬桑叶6克，
白菊花9克，鲜生地15克，川贝母15克，生白芍9克，淡
竹茹15克，茯神9克，生甘草3克，羚羊角3克，（磨制冲服），
水煎服。

栀子

来源　茜草科植物栀子 *Gardenia jacminoides* Ellis 的成熟果实或根。

别名　山栀。

速认特点

①常绿直立灌木；叶对生或三叶轮生；
叶片倒卵状椭圆形至倒卵状长椭圆形，
先端急尖或渐尖，有时略钝，基部楔形，
全缘，两面无毛；侧脉7~12对，托叶鞘状。

②花单生于小枝顶端，稀生于叶腋，芳
香；花萼筒倒圆锥形，裂片线状披针形；
花冠白色高脚碟状，顶端5至多裂，裂
片倒卵形或倒卵状椭圆形；雄蕊5~12
枚，子房下位，1室，每室有多颗胚珠，
花柱粗厚，柱头扁宽。

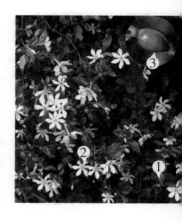

③果橙黄色至橙红色，通常卵形，有5~8条纵棱。

生境　沟旁、路边、山坡、疏林中。

功效　泻火除烦，清热利湿，凉血解毒，消肿止痛。

临床应用

①跌打损伤：栀子适量，桃仁适量，捣成粉末，和于老
面之中，敷患处。

②火毒炽盛、高热烦躁：栀子10克，黄连5克，黄檗10克，
黄芩10克，水煎服。

虎刺

来源　茜草科植物虎刺 *Damnacanthus indicus*（Linn.）Gaertn. f. 的根。

别名　老鼠刺。

速认特点

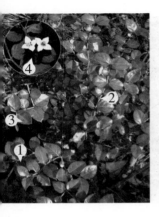

①常绿小灌木；根通常粗壮分枝，有时缢缩成念珠状。

②茎多分枝，小枝被糙硬毛，逐节生针状刺，对生于叶柄间。

③叶片卵形至宽卵形，先端急尖，基部圆形，略偏斜，全缘；侧脉 2~3 对。

④花单生或成对生于叶腋，萼筒萼檐 4~5 裂；花冠漏斗状白色，顶端 4~5 裂，裂片三角状卵形；雄蕊 4~5 枚，子房下位，2~4 室，柱头 2~4 裂。

⑤核果球形，成熟时红色；种子平凸状，盾形。

生境　山坡灌丛中、林缘、沟边、竹林下。

功效　清热利湿，舒筋活血，祛风止痛。

临床应用

①劳作乏力、不思饮食：虎刺根 30 克，炖鸡，吃肉服汤。

②身孕腰酸胎动：虎刺根 30 克，水煎服。

六月雪

来源　茜草科植物六月雪 Serissa japonica（Thunb.）Thunb. 的全株。

别名　千年不大树。

速认特点

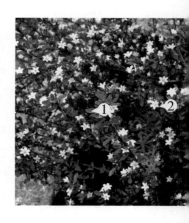

①小灌木；叶片狭椭圆形或狭椭圆状倒卵形，先端急尖，有小尖头，基部常心形，全缘，具缘毛；叶脉在两面均凸起，托叶基部宽，先端分裂成刺毛状。

②花单生或数朵簇生，腋生或顶生，萼檐 4~6 裂，裂片三角形；花冠白色带红紫色，顶端 4~6 裂；雄蕊 4~6 枚，子房下位，2 室，每室有一颗胚珠，柱头 2 裂。

③核果球形，干燥，蒴果状。

生境　山坡、路旁、溪谷两旁。

功效　平肝利湿，健脾止泻。

临床应用

①小儿疳积：六月雪 10 克，鸡内金 6 克，焦山楂 6 克，焦神曲 6 克，焦麦芽 6 克，水煎服。

②痢疾、肠炎：六月雪 15 克，败酱草 10 克，土大青根 10 克，水煎服。

注：同属植物白马骨的全株亦可作六月雪入药。

白花蛇舌草

来源 茜草科植物白花蛇舌草 *Hedyotis diffusa* Willd. 的全草。

别名 蛇舌草。

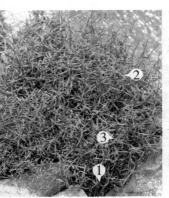

速认特点

①一年生纤细草本；叶片膜质，老时草质，线形，先端急尖或渐尖，基部长楔形；托叶基部合生，顶端齿裂。

②花单生或成对生于叶腋，萼筒球形，萼檐4裂，裂片长圆状披针形；花冠白色管状，顶端4裂，裂片卵状长圆形，雄蕊着生于花冠筒的喉部，花柱顶端2裂。

③蒴果扁球形，具宿存萼裂片，成熟时室背开裂。

生境 田埂、草地、水沟边。

功效 清热解毒，利湿通淋。

临床应用

①急性菌痢、肠炎、尿路感染：白花蛇舌草20克，鸭跖草20克，鹿茸草30克，水煎服。

②毒蛇咬伤：鲜白花蛇舌草适量，鲜半边莲适量，鲜紫花地丁适量，鲜半枝莲适量，捣烂外敷。

东南茜草

来源 茜草科植物东南茜草 *Rubia argyi* （Lé vl. et Vant ）Hara ex L. Lauener et D.K.Fergus 的根及根茎。

别名 茜草。

速认特点

①多年生攀缘草本；根圆柱形，多条簇生，紫红色或橙红色。

②茎具四棱，棱上有倒生小刺。

③叶通常4片轮生，但在主茎上有时可6片轮生，叶片三角状卵形、卵状心形或卵状披针形，先端急尖、渐尖至长渐尖，基部心形、浅心形至圆形，边缘具倒生小刺，上面粗糙具短刺毛，下面脉上有倒生小刺，基出脉通常5条。

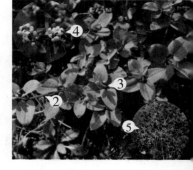

④圆锥状的聚伞花序腋生或顶生，萼筒短，三角状卵形；花冠黄绿色，裂片三角状卵形；雄蕊4~5枚，着生于花冠筒喉部，子房1~2室，花柱上部2裂。

⑤果球形，成熟时黑色。

生境 路边、沟边、山坡灌丛中、草丛中。

功效 凉血，化瘀，止血，通经。

临床应用

①血热夹瘀的吐血、衄血：茜草根、大蓟、小蓟、荷叶、侧柏叶、白茅根、山栀、大黄、牡丹皮、棕榈皮各9克，烧灰存性，研极细末，每次服9克，每日2次。

②跌打损伤、腰痛：鲜茜草根适量，鲜牛膝根适量，鲜骨碎补适量，鲜红茴香树皮适量，鲜薄叶润楠树皮适量，生草乌根2个，捣烂成药饼，贴敷患处。

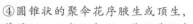

接骨草

来源　忍冬科植物接骨草 *Sambucus chinensis* Lindl. 的叶或根。

别名　陆英、蒴藋。

速认特点

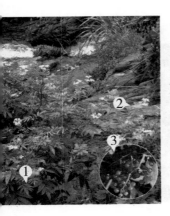

①多年生草本；奇数羽状复叶，有小叶3~9枚，侧身小叶片披针形、椭圆状披针形；边缘具细密的锐锯齿；托叶叶状或退化成腺体，早落。

②复伞形状花序大而疏散，顶生；不孕性花变成黄色杯状腺体，不脱落；可孕性花小，白色或略带黄色，辐射状；萼筒杯状，萼齿三角形，花冠5深裂，裂片宽椭圆状卵形，雄蕊5枚，着生于花冠喉部；子房3室，柱头3浅裂。

③果近圆形，熟时橙黄色至红色；果核2~3个，卵形，表面有瘤状突起。

生境　路边、山坡、村边旷野，或栽培于房前屋后。

功效　活血祛瘀，消肿止痛。

临床应用

①坐骨神经痛：接骨草根30克，水煎服。

②跌打损伤、风湿痹痛：鲜接骨草叶适量，鲜活血丹适量，鲜宽叶金粟兰根适量，鲜石菖蒲根适量，捣烂外敷。

忍冬

来源　忍冬科植物忍冬 *Lonicera japonica* Thunb. 的花蕾或藤茎。

别名　金银花（花）、忍冬藤（藤茎）。

速认特点

①半常绿木质藤本；茎皮条状剥落，枝中空，幼枝暗红褐色。

②叶片卵形至长圆状卵形，有时卵状披针形，先端短尖至渐尖，基部圆形或近心形，边缘具缘毛；小枝上部叶两面均密被短柔毛。

③花双生，密被短柔毛和腺毛；苞片叶状，小苞片小，缘毛明显；萼筒无毛，萼齿外面密被毛，齿端被长毛；花冠白色，后变黄色，唇形，5裂，外面被倒生糙毛和腺毛；雄蕊5枚，子房下位2～3室，每室胚珠多颗。

④浆果离生，圆球形，熟时蓝黑色。

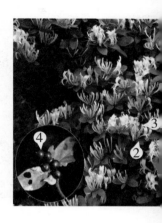

生境　林缘、沟旁、路旁、山涧阴湿处，常缠绕于他物上。

功效　清热解毒，疏散风热（金银花）；通经络（忍冬藤）。

临床应用

①痈肿疗疮：金银花9克，陈皮9克，白芷3克，浙贝母6克，防风6克，赤芍6克，当归尾6克，甘草6克，皂角刺6克，炮山甲6克，天花粉6克，乳香6克，没药6克，水煎服。

②热入营血、心烦少寐：金银花10克，水牛角30克，生地黄15克，麦冬10克，丹参6克，黄连5克，连翘6克，竹叶卷心3克，玄参10克，水煎服。

白花败酱

来源 败酱科植物白花败酱 *Patrinia villosa* （Thunb.） Juss. 的
地上部分。

别名 苦叶菜、败酱草。

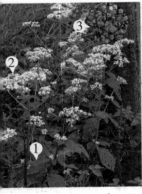

速认特点

①多年生草本；基生叶丛生，叶片宽卵形或
近圆形，先端渐尖，基部楔形下延，边缘有
粗齿，不分裂或大头状深裂，叶柄较叶片稍
长；茎生叶对生，叶片卵形或窄椭圆形，边
缘羽状分裂或不裂；茎上部叶片渐近无柄。

②聚伞花序多分枝，排列成伞房状圆锥花
序；花序分枝基部有总苞片 1 对；花萼细小，
5 齿裂；花冠钟状白色，顶端 5 裂，裂片不
等形，雄蕊 4 枚，子房下位，3 室，仅 1 室
发育，胚珠 1 颗。

③瘦果倒卵形，基部贴生在增大的圆翅状膜质苞片上；种子 1 粒。

生境 山坡、路边、林下、沟边、草丛中。

功效 清热解毒，消痈排脓，祛瘀止痛。

临床应用

①肠痈脓肿腹痛：败酱草 15 克，薏仁 30 克，附子 6 克，
水煎服。

②产后瘀阻腹痛：败酱草 15 克，当归 10 克，香附 10 克，
五灵脂 10 克（包煎），生蒲黄 10 克（包煎），三七 10
克，水煎服。

注：同属植物败酱 *Patrinia scabiosaefolia* Fisch. ex Trev. 亦可以作败酱草入药。

栝楼

来源　葫芦科植物栝楼 *Trichosanthes kirilowii* Maxim. 的根或果实。
别名　瓜蒌皮（果皮）、瓜蒌子（种子）、天花粉（根）。

速认特点

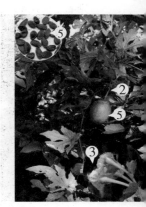

①多年生攀缘草本；块根圆柱形，粗大肥厚，灰黄色。

②卷须腋生，3~7歧；叶片近圆形或心形，先端通常钝圆，基部心形，通常3~5掌状浅裂或中裂，稀深裂。据基出3~5脉。

③花单性异株，雄花单生或数朵组成总状花序；苞片倒卵形或宽卵形，边缘有齿；花萼筒状裂片披针形，全缘；花冠白色，裂片倒卵形先端中央具一绿色尖头，两侧具丝状裂片，雄蕊3枚。

④雌花单生，花萼筒圆筒形，裂片和花冠与雄花相同，子房椭圆形，花柱柱头3裂。

⑤果近球形，成熟时橙红色光滑；种子1室，卵状椭圆形，扁平。

生境　路边、林边、山坡草丛中或栽培于田地。
功效　清热生津，清肺润燥，解毒消痈（天花粉）；清热化痰，宽胸散结，润肠通便（瓜蒌）。

临床应用

①痰浊闭阻、胸阳不通之胸痹：瓜蒌果实12克，薤白9克，半夏9克，黄酒70毫升，煎服，日服3次。

②阴虚内热、消渴多饮：天花粉10克，生黄芪15克，山药30克，葛根10克，五味子10克，知母10克，生鸡内金6克，水煎服。

羊乳

来源　桔梗科植物羊乳 *Codonopsis lanceolata* （Sieb. et Zucc.）Trautv. 的根。

别名　山海螺、四叶参。

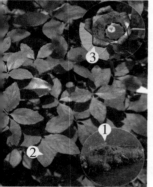

速认特点

①多年生缠绕藤本；根倒卵状纺锤形。

②叶在主茎上互生，在小枝顶端通常2~4叶簇生，近于对生或轮生状；叶片披针形或菱状狭卵形或椭圆形；通常全缘或有疏波状锯齿，两面无毛。

③花单生或对生于小枝的顶端，花萼贴生至子房中部，筒部半球形，裂片卵状三角形；花冠宽钟状，5浅裂，裂片三角形，反卷，黄绿色或乳白色，内有紫色斑；花盘肉质，深绿色；雄蕊5枚，子房下位，柱头3裂，通常3室，每室胚珠多颗。

④蒴果下部半球状，上部具喙，具宿存花萼，上部3瓣裂；种子多粒，卵形，有翅，棕色。

生境　路边、山坡、林缘、灌丛中。

功效　补虚润肺，通乳，解毒排脓。

临床应用

①银环蛇咬伤：鲜羊乳100克捣汁内服，渣敷伤口；或羊乳干品50克煎汤内服，渣敷伤口。

②产后乳汁不足：羊乳50克，炖猪蹄，吃肉服汤。

桔梗

来源 桔梗科植物桔梗 *Platycodon grandiflorus*（Jacq.）A.DC. 的根。

别名 铃当花。

速认特点

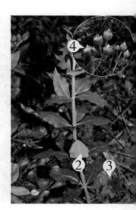

①多年生草本；根圆柱形，肉质。

②叶轮生或部分轮生至互生，叶片卵形、卵状椭圆形至披针形，先端急尖，基部宽楔形至圆盾，边缘具细锯齿，上面绿色而无毛，下面被白粉；叶柄无或极短。

③花单一顶生或数朵集成假总状花序或圆锥花序；花萼筒部半圆球状或圆球状倒圆锥形，被白粉，5裂片三角形，有时齿状；花冠大5裂，蓝色或紫色，裂片三角形，先端急尖；雄蕊5枚，花丝基部扩大相连，有毛；子房半下位，5室，胚珠多颗，柱头5裂。

④蒴果球形或球状倒圆锥形或倒卵形；种子多粒，黑色。

生境 荒山草丛中、山坡路边、林缘向阳处。

功效 宣肺祛痰，利咽，排脓。

临床应用

①咽喉肿痛、失音：桔梗10克，炒牛蒡子10克，射干10克，马勃5克，板蓝根10克，甘草5克，水煎服。

②肺痈咳吐脓痰：桔梗15克，生甘草30克，鱼腥草20克，冬瓜仁20克，水煎服。

沙参

来源 桔梗科植物沙参 *Adenophora stricta* Miq. 的根。

别名 南沙参。

速认特点

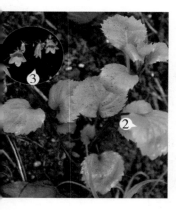

①多年生草本，根圆柱形。

②基生叶的叶片心形，大而具长柄；茎生叶的叶片狭卵形或菱状狭卵形或长圆状狭卵形，先端急尖或短渐尖，基部楔形，边缘有不整齐的锯齿，无柄或仅下部的叶有极短而带刺的柄。

③花序形成假总状花序或圆锥状花序；花萼筒部倒卵形密被短硬毛，5裂，裂片钻形；花冠宽钟状，蓝色或紫色，5浅裂，裂片三角状卵形；雄蕊5枚，花盘短筒状；

子房下位，3室，柱头3裂。

④蒴果椭圆状球形，有毛，种子棕黄色，稍扁，有一条棱。

生境 山谷林下、山坡、路旁草丛中。

功效 养阴清肺，化痰益气。

临床应用

①肺阴虚干咳少痰：南沙参15克，冬桑叶10克，知母10克，川贝母3克（研粉冲服），麦冬10克，水煎服。

②热病伤津、咽干口燥：南沙参15克，铁皮石斛10克，麦冬10克，怀山药20克，炒谷芽10克，水煎服。

注：尚有同属植物中华沙参 *Adenophora sinensis* A.DC.、轮叶沙参 *Adenophora tetraphylla*（Thunb.）Fisch. 的根，亦可作南沙参入药。

半边莲

来源 桔梗科植物半边莲 *Lobelia chinensis* Lour. 的全草。

别名 半片莲、蚂蚁草。

速认特点

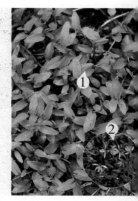

①多年生矮小草本；叶互生，叶片长圆状披针形或线形，先端急尖，基部圆形至宽楔形，全缘或顶部有波状小齿，无毛。

②花单生叶腋，基部通常有小苞片 2 枚，花萼筒倒长锥形，基部渐狭成柄，5 裂，裂片披针形；花冠粉红色或白色，5 裂，裂片近相等，朝向一侧生；雄蕊 5 枚，子房半下位或下位，2 室，胚珠多颗，柱头头状或 2 裂。

③蒴果倒圆锥状，种子椭圆形，稍压扁，近肉质。

生境 田边、路边、沟旁、潮湿的阴坡及荒地上。

功效 清热解毒，利水消肿。

临床应用

①蛇虫咬伤、疔疮肿毒：鲜半边莲适量，捣汁内服，渣敷患处。

②水肿：半边莲 15 克，金钱草 15 克，泽泻 10 克，茯苓 10 克，大黄 5 克，枳实 10 克，水煎服。

佩兰

来源 菊科植物佩兰 *Eupatorium fortunei* Turcz. 的地上部分。

别名 兰草。

速认特点

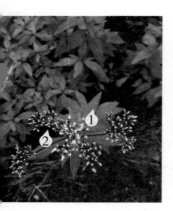

①多年生草本；下部叶对生，叶片有时3分裂，中部叶片较大，3全裂或深裂；上部叶片常不分裂；边缘有粗齿或不规则的细齿，具羽状脉。

②头状花序多数，排列成复伞房状；总苞钟状，总苞片2~3层，外层短，卵状披针形，中内层渐长，长椭圆形，紫红色；每头状花序有5朵花，花管状，白色或带微红色，外面无腺点；雄蕊4~5枚，花药合生，花丝分离；雌蕊1枚，2心皮组成1室。

③瘦果黑褐色，长椭圆形，具5棱，无毛和无腺点，冠毛白色。

生境 路边、灌丛或溪沟边，或栽培在房前屋后。

功效 化湿，解暑，消肿化瘀。

临床应用

①湿滞中焦证：佩兰10克，藿香10克，苍术10克，厚朴10克，陈皮5克，制半夏10克，茯苓10克，水煎服。

②骨折肿痛：鲜佩兰适量，鲜乌笔头（光叶马鞍树）适量，鲜石吊兰适量，土鸡骨头适量，捣烂外敷。

马兰

来源 菊科植物马兰 *Miyamayomena indica*（Linn.）Sch. 的全草。

别名 马兰头、马兰花。

速认特点

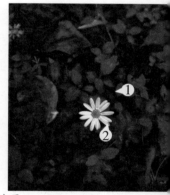

①多年生草本；基部叶在花期枯萎，茎
生叶片披针形至倒卵状长圆形，先端钝
或尖，基部渐狭，边缘从中部以上具
2~4 对浅齿或深齿；上部叶片渐小，全缘。

②头状花序单生于枝端，并排列成疏伞
房状，总苞半球形，总苞片 2~3 层，外
层倒披针形，内层倒披针状长圆形；缘
花舌状，紫色，1 层，盘花管状多数。

③瘦果倒卵状，长圆形，极扁，褐色，边缘有厚肋，冠毛短毛状，
易脱落，不等长。

生境 路边、沟边、田埂边、山坡。

功效 清热解毒，利尿，凉血止血。

临床应用

①蜂窝组织炎：鲜马兰全草适量，捣烂外敷。

②外感风寒化热：马兰 20 克，贯众 20 克，杏香兔耳风
10 克，三脉紫菀 10 克，芒根 10 克，扶芳藤 10 克，水煎服。

苍耳

来源 菊科植物苍耳 *Xanthium sibiricum* Patrin. ex Widder 的果实。

别名 粘风草籽、苍耳子。

速认特点

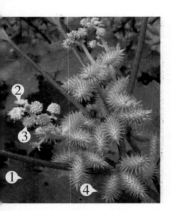

①一年生草本；叶片三角状卵形或心形，先端钝或略尖，基部两耳间楔形，稍延入叶柄，全缘或有3~5不明显浅裂，边缘有不规则的粗锯齿，具基三出脉。

②雄性的头状花序球形，总苞片长圆状披针形，花序托柱状，托片倒披针形，具多数雄花；雄花管状钟形，顶端5裂，花药长圆形。

③雌性的头状花序椭圆形，总苞片2层，外层披针形，内层结合成囊状，宽卵形，淡黄绿色，在瘦果成熟时变坚硬；顶端具2喙，外面有疏生具钩的刺。

④瘦果2枚，倒卵形，肥厚，包藏于具钩刺的总苞中。

生境 旷野荒地、溪滩边、路边、林缘草丛中。

功效 散风除湿，通窍止痛。

临床应用

①鼻渊头痛、风寒头痛：炒苍耳子10克，防风10克，白芷10克，羌活10克，藁本10克，薄荷5克（后下），辛夷10克，细辛3克，水煎服。

②风疹瘙痒：苍耳子20克，地肤子20克，白藓皮20克，白蒺藜20克，煎汤外洗。

鳢肠

来源　菊科植物鳢肠 *Eclipta prostrata* Linn. 的全草。

别名　墨旱莲。

速认特点

①一年生草本；叶片长圆状披针形或线
状披针形，先端渐尖，基部楔形，全缘
或有细齿，两面被密硬糙毛，基三出脉。
②头状花序 1~2 个腋生或顶生，卵形总
苞球状钟形，总苞片 5~6 个排成 2 层，
卵形或长圆形；缘花舌状，白色，2 层；
盘花管状，白色，顶端 4 齿裂。
③雌花的瘦果三棱形，两性花的瘦果扁

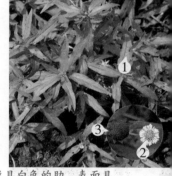

四棱形，顶端截形，具 1~3 个细齿，边缘具白色的肋，表面具
小瘤状突起；冠毛退化成 2~3 个小鳞片。

生境　田边、路边、草地、沟边等较湿润的肥沃地方。

功效　补肝肾阴，凉血止血。

临床应用

　　①衄血（流鼻血）：鲜鳢肠叶揉搓成团，塞入鼻孔，少
　　顷即可止血。

　　②肝肾阴虚导致头晕目眩、须发早白、腰膝酸软、遗精耳
　　鸣：墨旱莲 15 克, 蒸女贞子 15 克, 水煎服; 或墨旱莲 300 克,
　　蒸女贞子 300 克, 研为细粉混匀, 每次服 5 克, 一日 2 次。

菊花

来源 菊科植物菊花 *Dendranthema morifolia* （Ramat.） Tzvel. 的成熟开放的花。

别名 杭白菊。

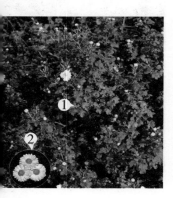

速认特点

①多年生草本；叶互生，叶片卵圆形至宽披针形，先端急尖，基部楔形或圆形，边缘有粗大锯齿或深裂达叶片的 1/3~1/2，裂片再分裂，裂齿宽或狭而急尖。

②头状花序常数个聚生，外层总苞片线形，有宽而透明的膜质边缘；缘花舌状，白色；盘花管状，黄色，顶端 5 齿裂。

③瘦果不发育。

生境 栽培于田地、公园或房前屋后。

功效 疏散风热，平肝明目，清热解毒。

临床应用

①风热感冒、发热头痛：杭白菊 10 克，冬桑叶 10 克，杏仁 6 克，连翘 10 克，薄荷 5 克，桔梗 10 克，甘草 5 克，芦根 10 克，石膏 20 克（先煎），水煎服。

②肝肾阴虚、目暗昏花：杭白菊 10 克，枸杞子 10 克，熟地黄 24 克，山药 12 克，山萸肉 12 克，丹皮 9 克，茯苓 9 克，泽泻 9 克，水煎服。

石胡荽

来源 菊科植物石胡荽 *Centipeda minima*（Linn.）A.Br.et Aschers.
的全草。

别名 球子草、鹅不食草。

速认特点

①一年生小草本；叶互生，叶片楔状倒
披针形，先端钝，基部楔形，边缘有疏
锯齿。

②头状花序小，扁球形，单生于叶腋，
无梗或具极短梗，总苞半球形，总苞片
2层；缘花细管状，多层，雌性；盘花
管状，淡紫红色，顶端4深裂，两性，
结实。

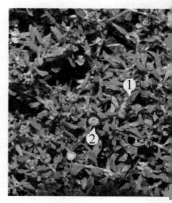

③瘦果圆柱形，具4棱，棱上有长毛，冠毛鳞片状或缺。

生境 路边荒地、田边、低洼地。

功效 通窍散寒，祛风利湿，散瘀。

临床应用

①跌打损伤：鲜石胡荽全草适量，捣烂外敷。

②鼻炎：石胡荽9克，辛夷10克，大蓟根10克，炒苍
耳子10克，细辛3克，黄芩10克，水煎服。

茵陈蒿

来源 菊科植物茵陈蒿 *Artemisia capillaris* Thunb. 的嫩苗或带花蕾地上部分。

别名 绵茵陈（嫩苗）、茵陈蒿（带花蕾地上部分）。

速认特点

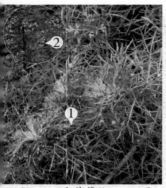

①多年生草本或半灌木状；叶片 1~3 回羽状深裂，下部叶裂片较宽短，常有短丝状毛；中部以上叶裂片细，近无毛，先端钝；上部叶片羽状分裂，3 裂或不裂，无柄。

②头状花序极多数在枝端排列成圆锥状，有短梗及线形苞片；总苞球形，总苞片 3~4 层；缘花管状 3~5 花，雌性，结实；盘花管状，5~7 朵，两性，不结实。

③瘦果长圆形，无毛，冠毛无。

生境 路边、山坡、林缘。

功效 清热利湿，利胆退黄。

临床应用

①身目发黄、小便短赤之阳黄症（黄疸）：茵陈 18 克，栀子 12 克，大黄 6 克（后下），黄檗 10 克，茯苓 10 克，猪苓 10 克，泽泻 10 克，水煎服。

②湿疹、湿疮：茵陈 18 克，黄檗 10 克，苦参 10 克，蛇床子 10 克，地肤子 10 克，水煎服；亦可煎汤外洗。

黄花蒿

来源 菊科植物黄花蒿 *Artemisia annua* Linn. 的全草。

别名 青蒿（药材名）。

速认特点

①一年生草本；植株具特殊气味；基部及下部叶在花期枯萎，中部叶片卵形，2~3回羽状深裂，叶轴两侧具狭翅，具短叶柄；上部叶小，通常1回羽状细裂，无叶柄。

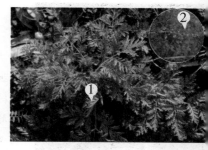

②头状花序多数，排列成圆锥状；总苞半球形，总苞片2~3层，外层狭小，绿色，内层的长椭圆形，边缘宽膜质；花管状，黄色均结实，缘花4~8朵，雌性，盘花较多数，两性。

③瘦果椭圆形，光滑，冠毛无。

生境 路边、田地边、林缘、山坡。

功效 清虚热，除骨蒸，解暑，截疟。

临床应用

①阴虚发热、劳热骨蒸：青蒿 10 克，鳖甲 20 克（先煎），知母 10 克，生地 20 克，牡丹皮 10 克，银柴胡 10 克，胡黄连 5 克，水煎服。

②暑热头痛：青蒿 10 克，鲜芦根 15 克，金银花 10 克，连翘 10 克，桔梗 6 克，薄荷 6 克（后下），牛蒡子 6 克，竹叶 5 克，荆芥穗 4 克，生甘草 5 克，淡豆豉 5 克，水煎服。

奇蒿

来源 菊科植物奇蒿 *Artemisia anomala* S.Moore 的全草。

别名 刘寄奴、六月霜。

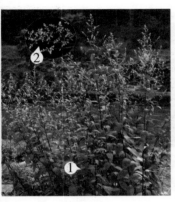

速认特点

①多年生草本；下部叶片长圆形或卵状披针形，先端渐尖，基部渐狭成短柄，边缘有尖锯齿；叶下面被蛛丝状微毛，侧脉 5~8 对，上部叶渐小。

②头状花序极多数，无梗，呈大型的圆锥状；总苞近钟形，总苞片 3~4 层；花管状，白色，均结实；缘花雌性，盘花两性。

③瘦果微小，长圆形，无毛。

生境 山坡林缘、山谷、沟边、旷野草丛中。

功效 活血疗伤，通经，止痛止血，清暑利湿。

临床应用

①预防中暑：刘寄奴带花地上部分 20 克，泡茶代饮。

②跌打损伤、内有瘀血：刘寄奴 10 克，骨碎补 15 克，元胡 10 克，水煎服。

千里光

来源　菊科植物千里光 *Senecio scandens* Buch. 的地上部分。

别名　千里及、眼明草。

速认特点

①多年生草本；叶互生，叶片卵状披针
形至长三角形；先端长渐尖，基部楔形
至截形，边缘具不规则钝齿、波状齿或
近全缘，叶片下部具1对或2对裂片；
上部叶片渐尖，线状披针形。

②头状花序多数，在茎枝端排成开展的
复伞房状或圆锥状聚伞花序式；总花梗
具线形苞片，总苞杯状，基部具数片披
针形的小外苞片，总苞片线状披针形；

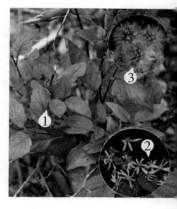

缘花舌状，黄色，少数，雌性，结实；盘花管状，黄色，顶端5裂，
两性，结实。

③瘦果圆柱形，被短毛，冠毛白色或污白色。

生境　山坡、疏林下、路旁、沟边草丛中。

功效　清热解毒，凉血消肿。

临床应用

①疗疮、湿疹：千里光100克，杠板归100克，煎汤外洗。

②阴道炎：千里光100克，煎汤，冰片3克溶入适量酒
精中，将冰片溶液喷雾搅入千里光煎液中，洗阴。

蓟

来源 菊科植物蓟 *Cirsium japonicum* （DC.） Maxim. 的地上部
分或根。

别名 大蓟（地上部分）、大蓟（根）。

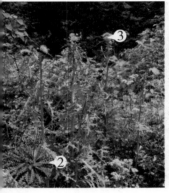

速认特点

①多年生草本；块根纺锤状或萝卜状。

②基生叶花期存在，叶片卵形、长倒卵
状椭圆形或长椭圆形，羽状深裂或几全
裂，裂片5~6对，边缘有大小不等小锯齿，
齿端有针刺，基部下延成翼柄；中部叶
片长圆形，羽状深裂，裂片和裂齿顶端
均有针刺，基部抱茎，上部叶片较小。

③头状花序球形顶生和腋生，总苞钟状，
总苞片多层，先端均有针刺；花均为管状，紫色或玫瑰色，顶
端不等5浅裂，两性，结实。

④瘦果压扁，偏斜楔状倒披针形，有光泽，具不明显的5棱，
顶端斜截形，冠毛多层，羽毛状，浅褐色。

生境 山坡、山谷、荒地、路边、田边草丛中。

功效 凉血止血，散瘀解毒消痈。

临床应用

①血热所致的吐血、咯血：大蓟炭15克，小蓟炭15克，
侧柏炭10克，水煎服。

②鼻炎：大蓟根30克，煮鸡蛋，吃蛋服汤。

刺儿菜

来源 菊科植物刺儿菜 *Cirsium setosum*（Willd.）MB.的地上部分。

别名 小蓟。

速认特点

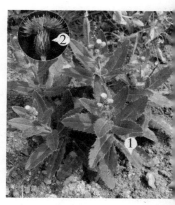

①多年生草本；基生叶和中部茎生叶片椭圆形、长椭圆形或椭圆状倒披针形，先端钝或圆，基部楔形，近全缘或有疏锯齿；无叶柄。

②头状花序直立，雌雄异株，雌花序较雄花序大；总苞卵形、长卵形或卵圆形，总苞片约6层；花管状，紫红色或白色，雄花花冠长1.8厘米，雌花花冠长2.4厘米。

③瘦果淡黄色，椭圆形或长卵形，略扁平，冠毛多层，羽毛状，污白色。

生境 山坡、荒地、路边、田边草丛中。

功效 凉血止血，散瘀解毒消痈。

临床应用

①尿血：小蓟10克，生地黄20克，滑石20克，木通10克，蒲黄10克（包煎），藕节10克，淡竹叶5克，当归15克，山栀子10克，甘草5克，水煎服。

②高血压：小蓟15克，钩藤5克（后下），夏枯草10克，煎水代茶饮。

旋覆花

来源 菊科植物旋覆花 *Inula japonica* Thunb. 的成熟开放的花朵。

别名 金佛花、金佛草。

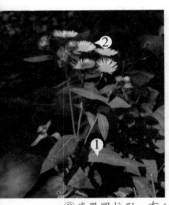

速认特点

①多年生草本；基部和下部叶在花期枯萎，中部叶片长圆形、长圆状披针形或披针形，全缘或有小尖头状疏齿，上部叶片渐狭小，线状披针形。

②头状花序在茎枝端排列呈疏散的伞房状，总苞半球形，总苞片约5层，线状披针形；缘花舌状1层，黄色，雌性，结实；盘花管状，多数，顶端裂片三角状披针形，两性，结实。

③瘦果圆柱形，有10条沟，顶端截形，被疏短毛；冠毛1层，灰白色。

生境 路边、山坡、草丛、湿地。

功效 降气化痰，降逆止呕。

临床应用

①噫气呕吐、胃脘痞硬：旋覆花9克（包煎），代赭石6克，姜半夏9克，炙甘草9克，人参6克，生姜15克，大枣10枚，水煎服。

②寒痰咳喘、咳嗽痰多：旋覆花9克（包煎），苏子10克，茯苓12克，姜半夏10克，炙甘草9克，干姜9克，细辛3克，五味子5克，水煎服。

杏香兔耳风

来源　菊科植物杏香兔耳风 Ainsliaea frangrans Champ. 的全草。

别名　一枝香。

速认特点

①多年生草本；叶 5~6 片，基部假轮生，叶片卵状长圆形，先端圆钝，基部心形，全缘；上面绿色，疏被毛，下面有时紫红色，被棕色长柔毛。

②头状花序多数，具短梗，排列成总状；总苞细筒状，总苞片数层；花全为管状，顶端 5 裂，白色，两性，结实。

③瘦果倒披针状长圆形，压扁，密被硬毛；冠毛多层，羽毛状，黄棕色。

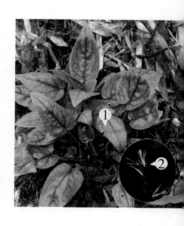

生境　山坡林下、灌丛中、路边、山谷沟边林下。

功效　清肺，解毒。

临床应用

①小儿惊风：杏香兔耳风 10 克，三叶青 6 克，防风 6 克，蝉蜕 5 克，水煎服。

②妇女崩漏：杏香兔耳风 15 克，仙鹤草 15 克，棕榈炭 6 克，血余炭 6 克，藕节炭 10 克，水煎服。

注：同属植物铁灯兔耳风 Ainsliaea macroclinideoides Hayata 可作同类入药。

蒲公英

来源 菊科植物蒲公英 *Taraxacum mongolicum* Hand.–Mazz. 的全草。

别名 黄花地丁。

速认特点

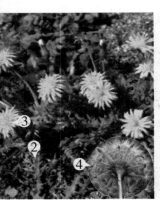

①多年生草本；根圆柱形，黑褐色。

②叶片倒卵状披针形或倒披针形，先端钝或急尖，基部渐狭，边缘具细齿、波状齿、羽状浅裂或倒向羽状深裂；叶脉羽状，中脉极显著，叶柄具翅，被蛛丝状柔毛。

③花葶与叶等长或稍长，头状花序直径约3.5厘米；总苞钟形，总苞片2~3层，草质，外层的卵状披针形或披针形，基部淡绿色，上部紫红色，内层的线状披针形，先端紫红色，具小角状突起；花全为舌状，多数，鲜黄色。

④瘦果稍扁，长椭圆形，暗褐色，有纵棱与横瘤，中部以上的横瘤有刺状突起，喙细长；冠毛刚毛状，白色。

生境 路边、草地、田野、河滩。

功效 清热解毒，消痈散结，利湿通淋。

临床应用

①乳痈肿痛：蒲公英30克，全瓜蒌15克，金银花10克，牛蒡子10克，皂角刺9克，赤芍9克，川芎9克，当归12克，柴胡6克，生甘草5克，水煎服；亦可取鲜蒲公英适量，捣烂外敷。

②热淋涩痛：蒲公英30克，大青根10克，白茅根15克，金钱草15克，车前子10克（包煎），水煎服。

水烛

来源 香蒲科植物水烛 *Typha angustifolia* Linn. 的花粉。

别名 水烛香蒲、蒲黄（花粉）。

速认特点

①多年生沼生草本；叶片线形，先端急尖，基部扩大成抱茎的鞘，鞘口两侧有膜质叶耳。

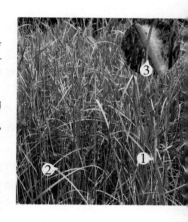

②穗状花序；雄花部分与雌花部分不相连接；中间相隔2~9厘米；雄花有花2~3（~7）朵，雄蕊花药长约2毫米。

③雌花长3.0~3.5毫米，基部有白色长柔毛，具小苞片，子房1室，内有1颗胚珠，柱头匙形或鸡冠形；不育花的子房为倒圆锥形。

④小坚果长1.0~1.5毫米，表面无纵沟；种子有直立的胚及丰富的粉质胚乳。

生境 沼泽地、池塘边。

功效 化瘀止血，利尿。

临床应用

①外伤出血：取蒲黄粉适量，撒敷患处，即可止血。

②心腹瘀滞痛：蒲黄6克（包煎），酒炒五灵脂6克（包煎），丹参30克，檀香5克，砂仁5克（后下），水煎服。

淡竹叶

来源 禾本科植物淡竹叶 *Lophatherum gracile* Brongn. 的地上部分或块根。

别名 淡竹叶（地上部分）、竹叶麦冬（块根）。

速认特点

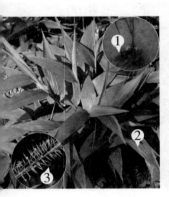

①多年生草本；具木质短缩之根头，须根稀疏，中部可膨大成纺锤形。

②叶鞘光滑或一边缘具纤毛；叶舌短小，质硬；叶片披针形具明显的小横脉，基部狭缩成柄状，无毛或两面均有柔毛或小刺状疣毛。

③圆锥花序；小穗在花序分枝上排列疏散，颖先端钝，通常具5脉，边缘膜质；第1外稃先端具短尖头，内稃较短；不育外稃自下而上逐渐狭小，先端各具短芒；花被片退化成2~3枚浆片，雄蕊3枚，心皮2枚，子房上位，胚珠1颗，柱头羽毛状。

④颖果，种子具胚乳。

生境 路边、林下、沟边阴湿处。

功效 清热除烦，通利小便。

临床应用

①热病烦渴：淡竹叶9克，石膏30克（先煎），麦冬20克，清半夏9克，甘草6克，粳米10克，人参6克，水煎服。

②阴虚、口干、咽燥：竹叶麦冬15克，西洋参6克，金银花10克，桔梗10克，玄参10克，生甘草5克，水煎服。

白茅

来源 禾本科植物白茅 *Imperata cylindrica*（Linn.） Beauv. var. major（Nees） C.E.Hubb. 的根茎。

别名 白茅根。

速认特点

①多年生草本；根茎密生鳞片，黄白色，节明显。

②叶鞘无毛，老时在基部常破碎成纤维状，叶舌干膜质，叶片扁平，先端渐尖，基部渐狭，下面及边缘粗糙；主脉在下面明显突出。

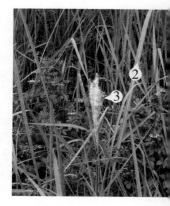

③圆锥花序圆柱状；小穗披针形或长圆形，基盘及小穗柄均密生丝状柔毛，第 1 颖较狭，第 2 颖较宽，第 1 外稃卵状长圆形，第 2 外稃披针形；雄蕊 2 枚，花药黄色。

生境 向阳山坡、荒地、路边草丛中。

功效 清热利尿，凉血止血。

临床应用

①尿血：白茅根 20 克，大蓟 15 克，小蓟 15 克，地榆炭 10 克，侧柏炭 10 克，蒲黄炭 10 克，水煎服。

②水肿、小便不利：白茅根 20 克，车前子 10 克（包煎），大腹皮 10 克，茯苓皮 10 克，葫芦壳 15 克，玉米须 30 克，泽泻 10 克，水煎服。

薏苡

来源 禾本科植物薏苡 *Coix lacryma-jobi* Linn.var. ma-yuen (Roman.) Srapf 的成熟种仁。

别名 薏苡仁、米仁。

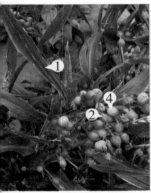

速认特点

① 多年生草本；叶鞘光滑，叶舌质硬，叶片长而宽，线状披针形，先端渐尖，基部近心形，中脉粗厚而于下面突起。

② 总状花序腋生成束，具总梗；雌小穗总包软骨质，念珠状，卵形，具明显的沟状条纹；第 1 颖具 10 数脉，第 2 颖舟形；第 1 外稃略短于颖，内稃缺，第 2 外稃具 3 脉，具 3 枚退化雄蕊。

③ 无柄雄小蕊第 1 颖扁平，两侧内折成脊而具不等宽之翼，具多数脉；第 2 颖舟形，具多脉；外稃与内稃均为膜质，雄蕊 3 枚，花药黄色。

④ 颖果较大；种仁宽卵形或椭圆形，背面圆凸，腹面有 1 条较宽而深的纵沟。

生境 荒野、山溪旁边，或栽培于田边、水沟。

功效 利水渗湿，健脾除痹，清热排脓。

临床应用

① 脾虚湿盛、食少泄泻：薏苡仁 20 克，燕麦 20 克，赤小豆 20 克，炖烂为粥服用。

② 肺痈胸痛、咳吐浓痰：薏苡仁 30 克，冬瓜仁 20 克，桃仁 20 克，苇茎 60 克，鱼腥草 20 克，金银花 10 克，桔梗 10 克生，甘草 5 克，水煎服。

天南星

来源 天南星科植物天南星 *Arisaema heterophyllum* Bl. 的块茎。

别名 异叶天南星。本品有大毒，内服须炮制后入药（制南星）。

速认特点

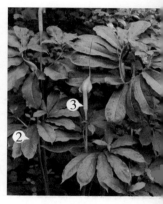

①多年生草本；块茎近球形，上部扁平，周围生根，常具侧生小块茎；鳞叶4~5片，膜质。

②叶单一，叶柄圆柱形，下部3/4鞘状，叶片鸟足状分裂，裂片7~19枚；倒披针形、长圆形、线状长圆形，先端渐尖，基部楔形，全缘。

③佛焰苞喉部戟形，边缘稍外卷，檐部卵形或卵状披针形，常下弯成盔状，先端骤狭渐尖；肉穗花序有两性花序和单性雄花序两种：两性花序中雄花疏生，大部分不育，雌花球形，花柱明显，柱头小，子房1室；单性雄花序雄花具柄，花药2~4室，各附属物绿白色，细长。

④浆果黄红色、红色，圆柱形；种子黄色，具红色斑点。

生境 山坡、林下阴湿处。

功效 燥湿化痰，祛风解经；外用消肿止痛。

临床应用

①风痰入络、半身不遂、手足麻木口眼斜属寒证者：制南星9克，法半夏9克，白附子5克，制川乌9克，水煎服。

②毒蛇咬伤：生天南星块茎适量，加适量雄黄，捣烂外敷。

注：同属植物一把伞南星 *Arisaema erubescens*（Wall.）Schott 的块茎亦可作天南星入药，内服亦须炮制后入药。

半夏

来源 天南星科植物半夏 *Pinella ternata*（Thunb.）Breit. 的块茎。

别名 哑口药。本品有大毒致人失音，须炮制后入药。

速认特点

①多年生草本；块茎圆球形，上部周围生多数须根。

②叶 2~5 枚，叶柄基部具鞘；鞘内鞘部以上或叶片基部生有珠芽；幼苗叶片卵形至戟形，全缘；成长植株叶片 3 全裂，裂片长椭圆形或披针形，全缘或浅波状。

③总花梗长于叶柄，佛焰苞绿色，管部狭圆柱形，檐部长圆形，有时边缘呈青紫色，先端钝或锐尖；肉穗花序雄花部分长 5~7 毫米，

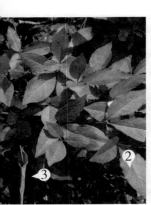

雄花有雄蕊 2 枚；雌花部分长约 2 厘米，雌花子房卵圆形，1 室，1 颗胚珠；附属物绿色至带紫色。

④浆果卵圆形，黄绿色，顶端渐狭。

生境： 路边、田埂、荒地、林缘。

功效 燥湿化痰，降逆止呕，消痞散结；外用消肿止痛。

临床应用

①梅核气（喉中有痰，吐不出，吞不下）：法半夏 12 克，茯苓 12 克，厚朴 9 克，生姜 15 克，苏叶 6 克，水煎服。

②耳源性眩晕：法半夏 9 克，制南星 9 克，泽泻 10 克，桂枝 10 克，白菊花 10 克，石菖蒲 10 克，生白术 10 克，水煎服。

石菖蒲

来源 天南星科植物石菖蒲 *Acorus tatarinowii* Schott 的根茎。

别名 九节菖蒲、金钱蒲。

速认特点

①多年生常绿草本；根状茎肉质，稍扁，横生，有分枝，具香气；节与节间十分明显，具多数毛发状的叶鞘残留物。

②叶片近基生，2 列；叶鞘套叠状，边缘膜质；叶片狭长线形，革质，基部对折，平行脉多数。

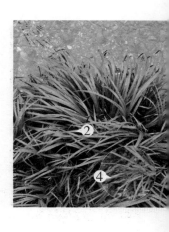

③叶状佛焰苞通常长为肉穗花序的 2 倍以上，肉穗花序圆柱状，花两性，花被片 6 枚，白色；雄蕊 6 枚，子房倒圆锥形，2~3 室，每室胚珠多颗。

④果幼时绿色，成熟时黄绿色或黄白色。

生境 浅水池塘、溪边、沟边石隙中。

功效 化湿开胃，开窍豁痰，醒神益智。

临床应用

①噤口痢：石菖蒲 3 克，丹参 9 克，人参 2 克，黄连 2 克，石莲子（去壳）5 克，茯苓 5 克，陈皮 5 克，冬瓜仁 5 克，陈米 1 撮，荷蒂 2 个，共研为末，每次服 3 克，1 日 2 次。

②失眠健忘、心悸、耳鸣耳聋：石菖蒲 9 克，酸枣仁 10 克，柏子仁 10 克，远志 6 克，茯神 15 克，茯苓 15 克，朱砂 2 克（冲服），龙齿 25 克（先煎），党参 9 克，水煎服。

鸭跖草

来源　鸭跖草科植物鸭跖草 *Commelina communis* Linn. 的全草。

别名　碧竹子。

速认特点

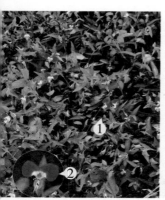

①一年生草本；叶片卵形至披针形，先端急尖至渐尖，基部宽楔形，无柄；叶鞘近膜质，紧密抱茎，散生紫色斑点，鞘口有长睫毛。

②聚伞花序单生于主茎或分枝的顶端，总苞片佛焰苞状，心状卵形，折叠，边缘分离，萼片白色，狭卵形；花瓣卵形，后方的 2 枚较大，蓝色，有长爪；前方的 1 枚较小，白色，无爪；发育雄蕊 2~3 枚，退化雄蕊 3~4 枚，子房 2 室，每室具 2 颗胚珠。

③蒴果椭圆形，2 瓣裂；种子近肾形，有不规则的窝孔。

生境　田边、路旁草丛、溪边、山坡。

功效　清热解毒，利水消肿。

临床应用

　　①外感发热：鸭跖草 20 克，茭白根 15 克，生山栀 10 克，灯芯草根 15 克，水煎服。

　　②疮疡肿毒：鸭跖草 20 克，紫花地丁 15 克，野菊花 10 克，金银花 10 克，连翘 10 克，水煎服。

百部

来源　百部科植物百部 *Stemona japonica*（Bl.）Miq. 的块根。

别名　百条根。

速认特点

①多年生缠绕草本；根状茎粗短，须根簇生肥大成肉质纺锤状块根。

②叶常 4 枚轮生，叶片卵形至卵状披针形，先端渐尖，基部钝圆至平截，边缘微波状；主脉 7 条，基出或近基出，两面隆起，无侧脉，细脉横向平行致密。

③花单生或数朵排列成总状花序，总花梗大部分贴身在叶片中脉上；花被片 4 枚，淡黄绿色，卵形至披针形，先端渐尖，花开放后向背面反卷；雄蕊 4 枚，子房上位，卵形，具浅纵槽 3 条，1 室，具 2 至多颗胚珠。

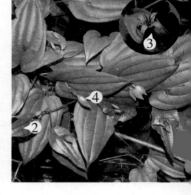

④蒴果宽卵形，略扁，表面暗红棕色；种子椭圆形，表面深紫棕色，具细纵槽，一端簇生多数黄白色膜质物。

生境　山坡、林缘、路边、疏林下。

功效　润肺止咳，杀虫。

临床应用

　　①风寒咳嗽：蜜炙百部 10 克，蜜炙紫菀 10 克，蜜炙款冬花 10 克，桔梗 10 克，荆芥 5 克，前胡 10 克，白前 10 克，水煎服。

　　②阴道滴虫：生百部 10 克，桃叶 10 克，苦参 10 克，蛇床子 10 克，煎汤，以细绳系棉花团蘸取汤液，塞阴后取出，一日数次，可愈。

注：同属植物对叶百部 *Stemona tuberosa* Lour. 的块根亦可作百部使用，俗称大百部。

天门冬

来源 百合科植物天门冬 *Asparagus cochinchinensis*（Lour.）Merr. 的块根。

别名 天冬。

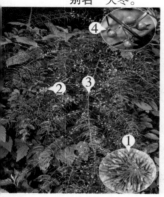

速认特点

①多年生缠绕藤本；根状茎粗短，具多数中部或近末端肉质纺锤状膨大的根。

②茎攀缘，叶状枝 3~5 枚簇生，稍成镰刀状，扁平，中脉龙骨状隆起；鳞片叶膜质，主茎上的基部具硬刺状距，分枝上的基部距较短或不明显。

③花小，淡绿色 1~3 朵簇生于叶腋，单性，雌雄异株；雄花花被片 6 枚，椭圆形，雄蕊 6 枚着生于花被片的基部；雌花与雄花近等大，有退化雄蕊，子房上位，3 室，每室具 2 至数颗胚珠。

④浆果圆球形，成熟时红色，基部有宿存的花被片；种子 1 粒。

生境 山坡路边、溪边灌丛中、疏林下。

功效 养阴润燥，清火生津。

临床应用

①燥热咳嗽：天冬 10 克，麦冬 10 克，南沙参 10 克，川贝母 3 克（研粉冲服），水煎服。

②肾虚火旺、潮热遗精：天冬 15 克，知母 10 克，黄檗 10 克，熟地黄 24 克，山药 12 克，山茱萸 12 克，牡丹皮 9 克，泽泻 9 克，茯苓 9 克，水煎服。

麦冬

来源 百合科植物麦冬 *Ophiopogon japonicus*（Linn. f.）Ker–Gawl. 的块根。

别名 麦门冬。

速认特点

①多年生常绿草本；根状茎粗短，具细长的地下走茎；根较粗壮，中部或近末端常膨大成椭圆形或纺锤形的小块根。

②叶基生，无柄，线形，边缘具细锯齿，叶鞘膜质白色至褐色。

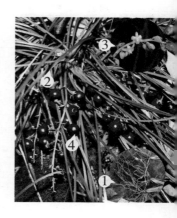

③花葶远短于叶簇，总状花序稍下弯，苞片披针形，花紫色或淡紫色，1~3朵簇生于苞片内；花被片6枚，披针形；雄蕊6枚着生于花被片的基部；子房半下位，3室，每室具2颗胚珠。

④蒴果在未成熟时即不整齐开裂，露出肉质种子；种子圆球形，小核果状，成熟时暗蓝色。

生境 山坡、溪沟边、阴湿的林下。

功效 养阴润肺，益胃生津，清心除烦。

临床应用

①热病津伤、肠燥便秘：麦冬15克，玄参15克，生地黄20克，水煎服。

②燥咳痰黏、咽干鼻燥：麦冬10克，桑叶9克，生石膏8克，枇杷叶10克，杏仁6克，胡麻仁3克，阿胶3克，甘草3克，人参2克，水煎服。

华重楼

来源　百合科植物华重楼 *Paris polyphylla* Sm. var. chinensis (Franch.) Hara 的根茎。

别名　七叶一枝花、蚤休。

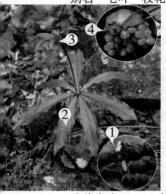

速认特点

①多年生草本；根状茎粗壮，稍扁，不等粗，密生环节。

②叶通常 6~8 枚轮生于茎顶，叶片长圆形、倒卵状长圆形或倒卵状椭圆形，先端渐尖或短尾状，基部圆钝或宽楔形。

③花单生于茎顶，花被片每轮 4~7 枚，外轮花被片叶状，绿色；内轮花被片宽线形，上部较宽，通常远短于外轮花被片；雄蕊花药宽线形，子房上位具棱，4~7 室，每室具数颗胚珠，花柱不同程度合生，顶端具 4~7 分枝。

④蒴果近圆形，具棱，暗紫色，室背开裂；种子具红色肉质的外种皮。

生境　山坡、林下、路边阴湿处。

功效　清热解毒，消肿止痛，凉肝定惊。

临床应用

①毒蛇咬伤：鲜华重楼根茎适量，鲜半边莲适量，鲜蛇含委陵菜适量，捣烂外敷。

②小儿惊风抽搐：华重楼根茎 5 克，钩藤 3 克，白菊花 5 克，蝉蜕 5 克，水煎服。

多花黄精

来源 百合科植物多花黄精 *Polygonatum cyrtonema* Hua 的根茎。

别名 黄精。本品需九蒸九晒色变黑后入药，称制黄精。

速认特点

①多年生草本；根状茎连珠状，稀结节状。

②叶互生，叶片椭圆形至长圆状披针形，先端急尖至渐尖，平直，基部圆钝，两面无毛。

③伞形花序通常具 2~7 花，总花梗苞片线形，早落；花绿白色，近圆筒形，花被片 6 枚，大部分合生；花被筒基部收缩成短柄状，裂片宽卵形；雄蕊 6 枚着生于花被筒的中部；子房上位，3 室，每室具 2~6颗胚珠。

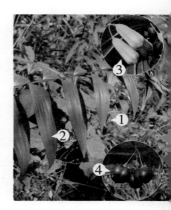

④浆果近圆球形，成熟时黑色，种子 3~14 粒。

生境 林下、路边、林缘灌丛中。

功效 滋肾润肺，补脾益气。

临床应用

①脾胃气虚、倦怠乏力、食欲不振：制黄精 20 克，党参 15 克，炒白术 10 克，茯苓 10 克，生甘草 5 克，水煎服。

②阴虚肺燥咳嗽：制黄精 20 克，南沙参 10 克，天冬 10 克，麦冬 10 克，川贝母 3 克（研粉吞服），知母 10 克，水煎服。

注：同属植物长梗黄精 *Polygonatum filipes* Merr. 的根茎亦可作黄精入药。

薤白

来源 百合科植物薤白 *Allium macrostemon* Bunge 的鳞茎。
别名 野葱。

速认特点

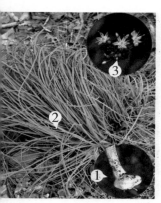

①多年生草本；鳞茎近圆球形，有时基部具小鳞茎，鳞茎皮外层的带黑色，易脱落，内层的白色，膜质或纸质。

②叶 3~5 枚，叶片半圆柱状或三棱状线形，中空，上面具沟槽。

③花葶圆柱状实心，下部为叶鞘所包裹，伞形花序半球形至球形，密聚暗紫色的珠芽，间有数花；总苞膜质宿存，花淡紫色或淡红色，稀白色，小苞片膜质，披针形2 裂；花被片 6 枚，基部合生，长圆状卵形至长圆状披针形，内轮的常较狭；雄蕊着生于花被片基部，花丝基部扩大合生；子房近圆球形，每室具 2 颗胚珠。

④蒴果具 3 棱，室背开裂，种子黑色，多棱形或近圆球形。

生境 路边、田边、草地、郊野荒地。
功效 通阳散结，行气导滞。
临床应用

①胸痹症：薤白 10 克，全瓜蒌 12 克，半夏 9 克，黄酒 70 毫升，加水煎服。

②胃寒气滞之脘腹痞满胀痛：薤白 10 克，炒枳壳 10 克，佛手片 5 克，高良姜 10 克，砂仁 5 克（后下），木香 10 克，水煎服。

百合

来源　百合科植物野百合 *Lilium brownii* F.E.Brown ex Miellezvar. viridulum Baker 的鳞茎。

别名　百合花。

速认特点

①多年生草本；鳞茎近圆球形，鳞片披针形。

②叶互生，叶片倒披针形至倒卵形，茎上部的叶明显变小而呈苞片状。

③花单生或数朵排列成顶生近伞房状花序，乳白色，喇叭形；花被片6枚，倒卵状披针形，背面稍带紫色，内面无斑点；雄蕊6枚，花丝中部以下密被柔毛；子房上位，3室，每室具多颗胚珠。

④蒴果长圆形，具钝3棱，室背开裂，种子扁平，周围有翅。

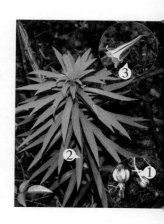

生境　丘陵、山坡、路边。

功效　养阴润肺止咳，清心安神。

临床应用

①肺虚久咳、劳嗽咯血：百合12克，麦冬12克，浙贝母12克，熟地9克，生地9克，当归9克，白芍6克，桔梗6克，玄参6克，甘草3克，水煎服。

②老人病后体弱、不欲饮食：百合10克，乌药8克，焦山楂10克，焦麦芽10克，焦神曲10克，炒鸡内金10克，水煎服。

注：同属植物百合 var.viridudumBaker 的鳞茎亦可作百合入药。

粉萆薢

来源　薯蓣科植物粉萆薢 *Dioscorea collettii* Hook. f.var. hypoglauca（Palibin）Pei et Ting 的根茎。

别名　粉背薯蓣。

速认特点

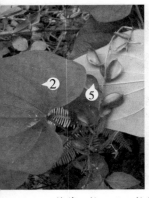

①多年生缠绕草本；地下根状茎横走，多结节，分枝粗短，趾状，全形呈姜块状，表面灰棕色至枯黄棕色；散生众多略呈疣状突起的根基，断面鲜黄色。

②茎左旋，单叶互生，叶片长心形、长三角状心形至长三角形，先端渐尖，基部心形至平截，边缘微波状至全缘；上面深绿色，常具大块白斑，下面灰绿色，多少被白粉，折痕变黑色；主脉9条。

③花单性，雌雄异株；苞片卵状披针形，小苞片卵形，花被淡黄绿色；雄花序穗状，雄花单生或2~3朵簇生，雄蕊6枚，只3枚能育。

④雌花序穗状，单生，雌花单生。

⑤果序下垂，蒴果三棱状圆球形，表面紫棕色而被白粉；种子生于果轴中部，扁椭圆形，种翅长圆形棕色，种子居其中央。

生境　山坡、水沟边、阴湿林下、疏林缘或灌丛中。

功效　利湿去浊，祛风除湿。

临床应用

①膏淋、白浊症（小便混浊如米泔）：粉萆薢10克，炒黄檗15克，石菖蒲15克，茯苓10克，白术10克，莲子心3克，丹参10克，车前子10克（包煎），水煎服。

②风湿痹证属湿热者：粉萆薢10克，牛膝10克，炒黄檗15克，忍冬藤10克，防己10克，红藤20克，水煎服。

射干

来源　鸢尾科植物射干 *Belamcanda chinensis*（Linn.）DC. 的根茎。

别名　草姜。

速认特点

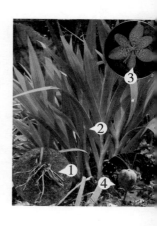

①多年生草本；根状茎粗壮，不规则结节状，鲜黄色。

②叶片剑形，互生，基部鞘状抱茎，嵌叠状排列，先端渐尖，无中脉。

③二歧状伞房花序顶生，花梗与分枝基部均有数枚膜质苞片；花被片 6 枚，2 轮排列，橙红色，散生暗红色斑点，外轮花被裂片倒卵形或长椭圆形，内轮花被裂片较外轮的稍短而狭；雄蕊 3 枚，花药线形；子房下位，倒卵形，3 室，胚珠多颗。

④蒴果倒卵形或长椭圆形，顶端常宿存凋萎花被；种子圆球形，黑色有光泽。

生境　林缘、山坡、路旁、沟边草丛中。

功效　清热解毒，祛痰利咽。

临床应用

　　①咽喉肿痛：射干 10 克，黄芩 10 克，桔梗 10 克，胖大海 10 克，罗汉果 5 克，甘草 5 克，水煎服。

　　②痰饮郁结、气逆喘咳证：射干 10 克，炙麻黄 6 克，生姜 12 克，细辛 3 克，炙紫菀 10 克，炙冬花 10 克，大枣 5 枚，姜半夏 9 克，五味子 3 克，水煎服。

温郁金

来源 姜科植物温郁金 *Curcuma wenyujin* Y.H.Chen et C.Ling 的根茎及块根。

别名 温莪术（根茎）、郁金（块根）。

速认特点

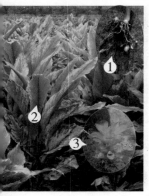

①多年生草本；根状茎多分枝粗大，肉质，断面黄色，芳香；根细长，先端膨大成纺锤状的块根。

②叶具鞘，叶片椭圆形或长圆形，先端短渐尖或短尾尖，基部楔形或渐狭；下延至柄。

③穗状花序由根茎处生出，花序圆柱形，稠密；下部的苞片绿色，舟状宽卵形，外折；上部的苞片紫红色长圆形，先端钝尖；花2~3朵生于下部苞片内，通常1朵能育，花萼白色，具不规则3齿，花冠白色，花冠筒喉部密被柔毛，

裂片3枚，后方1片较大兜状，侧生退化雄蕊花瓣状，黄色，唇瓣宽卵形，黄色，外折，基部有2枚棒状附属体；花药淡紫色，基部有距，子房外面被柔毛，3室，每室具多颗胚珠。

④蒴果圆球形，果皮膜质，室背开裂；种子小，有假种皮。

生境 常栽培于田地、山地。

功效 活血行气止痛，解郁清心，利胆退黄，凉血。

临床应用

①湿浊蒙蔽心窍：郁金9克，石菖蒲9克，山栀子9克，鲜竹叶9克，牡丹皮9克，连翘6克，灯芯草6克，木通5克，淡竹沥15克，水煎服。

②气滞血瘀、胸胁疼痛：郁金12克，木香10克，丹参10克，柴胡9克，香附10克，元胡10克，水煎服。

天麻

来源　兰科寄生植物天麻 *Gastrodia elata* Bl. 的块茎。

别名　赤箭。

速认特点

①多年生寄生草本；块茎肉质肥厚，椭圆形或卵状圆锥形；横生，具环纹。

②茎不分枝，直立，黄褐色；鳞片状鞘状的叶，棕褐色膜质。

③总状花序具多数花，花苞片膜质披针形，花黄绿色或绿黄色；萼片与花瓣合生成歪斜的筒状，口部偏斜，先端5齿裂；唇瓣较小，呈酒精灯状，白色，先端3裂，中裂片舌状，具乳突，边缘流苏状，侧裂片耳状；蕊柱顶端具2个小的附属物，子房倒卵形。

④蒴果倒卵形至长圆形，种子细而粉尘状。

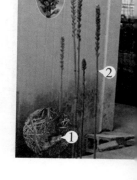

生境　野生于腐殖质较多的林下、灌丛下，或栽培于山坡、山地。

功效　息风止痉，平抑肝阳，祛风通络。

临床应用

①眩晕、头痛：天麻9克，钩藤12克，川牛膝12克，石决明18克（先煎），山栀9克，杜仲9克，益母草9克，桑寄生9克，夜交藤9克，黄芩9克，朱茯神9克，水煎服。

②肩周炎：天麻10克，秦艽15克，党参15克，炙黄芪15克，桂枝10克，羌活10克，川芎10克，当归10克，陈皮10克，山栀10克，炙甘草5克，生姜3片，水煎服。

绶草

来源 兰科植物绶草 *Spiranthes sinensis*（Pers.）Ames 的全草。

别名 盘龙参。

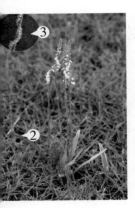

速认特点

①多年生草本；基部簇生数条肉质根。

②叶 2~8 枚，下部的近基生，叶片稍肉质，下部的线状倒披针形或线形，上部的呈苞片状。

③穗状花序具多数呈螺旋状排列的小花；花苞片长圆状卵形，花淡红色至红色或白色；萼片几等长，中萼片长圆形与花瓣靠合成兜状，侧萼片较狭；唇瓣长圆形或卵状长圆形，基部凹陷且围抱蕊柱，通常具 2 枚胼胝体，边缘皱波状；蕊柱短，先端扩大，基部狭窄。

④蒴果卵形或长圆柱形，通常具 3 棱。

生境 山坡草丛中、田边、沟边、路边草丛中。

功效 清热解毒，滋阴润肺。

临床应用

①肺癌：盘龙参 15 克，斑叶兰 15 克，肺形草 20 克，水煎服。

②蕲蛇咬伤肿痛：盘龙参 20 克水煎服，药渣敷于伤处，不日将有血水自伤口处滴出，水尽肿消而愈。

斑叶兰

来源 兰科植物斑叶兰 *Goodyera schelechtendaliana* Rchb. f. 的全草。

别名 小青。

速认特点

①一年或多年生草本；基部具叶 4~6 枚，叶互生，叶片卵形或卵状披针形，上面绿色，具黄白色斑纹，下面淡绿色；叶柄基部扩大成鞘状抱茎。

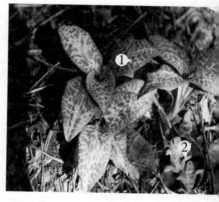

②总状花序疏生花数朵至 20 余朵；花苞片披针形；花白色或淡红色偏向同一侧；萼片外面被柔毛，具 1 脉，中萼片长圆形与花瓣合成兜状，侧萼片卵状披针形；花瓣倒披针形，具 1 脉，唇瓣基部囊状，基部围抱蕊柱，蕊柱极短，蕊喙 2 裂成叉状；花药卵形，子房被长柔毛，扭曲。

③蒴果直立，无喙。

生境 较高海拔富含腐殖质的路边、林缘、灌丛下。

功效 清肺止咳，解毒消肿。

临床应用

①胃癌：斑叶兰 15 克，猫人参 15 克，白藤梨根 15 克，半枝莲 10 克，穿破石 10 克，水煎服。

②小儿高热：斑叶兰 10 克，小春花 6 克，三叶青 6 克，水煎服。

白芨

来源 兰科植物白芨 *Bletilla striata* （Thunb.） Rchb.f. 的块茎。

别名 紫兰。

速认特点

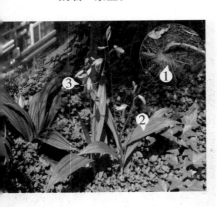

①多年生草本；假鳞茎扁球形，彼此相连接，上面具芋荠似的环纹，富黏性。

②叶 4~5 枚，叶片狭长椭圆形或披针形，先端渐尖，基部渐窄下延成长鞘状抱茎，叶面具多条平行纵褶。

③总状花序顶生，具花 4~10 朵，花苞片长椭圆状披针形，开花时凋落；花较大，紫红色或玫瑰红色，萼片离生，狭卵圆形，唇瓣倒卵形白色带红色，具紫色脉纹，中部以上 3 裂，侧裂片直立，围抱蕊柱，中裂片倒卵形，上面有 5 条脊状褶片；蕊柱两侧具翅，具细长的蕊喙。

④蒴果倒长卵形，种子细小，细粉末状。

生境 田边、沟谷岩壁上、山谷较潮湿的山坡草丛中。

功效 收敛止血，消肿生肌。

临床应用

①吐血、便血（胃出血）：白芨与三七等分为末，每次服 3 克，每日 2~3 次。

②水火烫伤：白芨、虎杖、地榆适量，磨粉，麻油调敷。

台湾独蒜兰

来源　兰科植物台湾独蒜兰 *Pleione formosana* Hayata 的全草或
假鳞茎。

别名　山慈姑（假鳞茎）。

速认特点

①多年生草本；假鳞茎斜狭
卵形或长颈瓶状，通常紫红
色或绿色。

②叶和花同时出现，叶片椭
圆形至椭圆状披针形，先端
渐尖，基部收狭成柄围抱花
葶。

③花葶从假鳞茎顶端长出，
基部具 2~3 枚鞘状鳞叶，顶

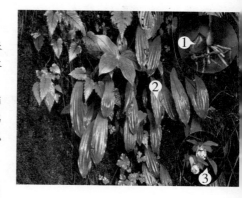

生花 1 朵，花苞片线状长圆形至长圆形；花大，紫红色或粉红色，
萼片与花瓣等长，狭披针形；唇瓣宽阔，先端不明显 3 裂，侧裂
片先端圆钝，中裂片半圆形，边缘具不整齐的锯齿，内面有 3~5
条波状或直的纵褶片；蕊柱长线形，顶端扩大成翅。

生境　山坡、山谷、林下岩石上。

功效　清热解毒，消痈散结。

临床应用

①毒蛇咬伤：鲜台湾独蒜兰全草适量，捣烂外敷。

②甲状腺肿大：山慈姑 6 克，蚤休 10 克，丹参 10 克，焦
栀子 10 克，浙贝母 6 克，柴胡 9 克，夏枯草 10 克，水煎服。

感　谢

　　历经一载，本书终于脱稿付印。首先，感谢好友李华东用多年积累的精妙图片参与本书共同编辑；其次，感谢爱妻陈莉和爱子陈铭哲在本书写作期间的付出；再次，感谢王健生教授担任本书审稿，提供指导；最后，感谢叶喜阳、张慧芳、祝浩东、漆翔、王黎明、吴远文等各位良师益友提供图片帮助完善本书。

　　感谢读者耐心地读完了本书，由于排版和篇幅所限，未能将书中植物的所有特点一一呈现给您，在此深表遗憾。由于作者水平有限，书中如有不当之处，欢迎各位读者指正。

陈坚波

2018.7.8